Wie Sie leicht abnehmen können Auf Deutsch/ How to lose weight easily In German

Einfache Schritte zum Abnehmen durch Essen

Inhaltsverzeichnis

ursprüngliche Autor dieses Werkes in irgendeiner Weise als haftbar für irgendwelche Komplikationen oder Schäden angesehen werden kann, die ihnen nach der Durchführung der hier beschriebenen Informationen widerfahren könnten.

Darüber hinaus dienen die Informationen auf den folgenden Seiten nur zu Informationszwecken und sollten daher als universell angesehen werden. Wie es sich für sie gehört, werden sie ohne Gewähr für ihre verlängerte Gültigkeit oder vorläufige Qualität präsentiert. Erwähnte Marken werden ohne schriftliche Zustimmung verwendet und können in keiner Weise als Unterstützung des Markeninhabers angesehen werden.

Einführung

Wir gratulieren Ihnen zum Kauf dieses Buches und danken Ihnen dafür. In diesem Buch werden die Möglichkeiten diskutiert, wie Sie durch gutes Essen Gewicht verlieren können. Es ist ein umfassender Leitfaden über die richtige Ernährung, um überschüssiges Fett zu verbrennen und einen gesunden Körper zu erlangen.

Bierbäuche sind nicht angenehm. Sie stellen nicht nur ein Problem für Ihren Stil-Quotienten dar, sondern verbeulen auch Ihre gesamte Persönlichkeit. Fleisch, das aus der Kleidung herausquillt, ist für viele ein schrecklicher Traum. Es ist selbst für übergewichtige Menschen keine angenehme Vorstellung. Doch die meisten übergewichtigen Menschen wissen, dass sie dieses Stadium langsam erreichen.

Fettleibigkeit ist eine harte Realität dieser Ära. Sie hat die moderne Welt fest im Griff. Da mehr als 70% der US-Bevölkerung in die Kategorie Übergewicht und 39,8% in die Kategorie Adipositas fallen, sieht die Prognose nicht gut aus. Das Schlimmste ist, dass wir darüber wissen. Das Beängstigende daran ist, dass sich die Bemühungen zur Bekämpfung der Fettleibigkeit im Großen und Ganzen als ineffektiv erwiesen haben.

Das ist eine Realität, die wir alle kennen. Wir sind mit den schädlichen Auswirkungen der Fettleibigkeit durchaus vertraut. Es ist ein sehr unangenehmer Zustand.

Fettleibigkeit ist ein lebensbegrenzender Zustand. Sie ist viel mehr als nur die Anhäufung einiger zusätzlicher Pfunde Fleisch. Neben dem Übergewicht bringt die Adipositas auch noch eine Menge anderer Probleme mit sich. Bluthochdruck, Herz-Kreislauf-

Erkrankungen, Stoffwechselstörungen und andere Probleme dieser Art gehören dazu. Das zusätzliche Gewicht führt zu einer zusätzlichen Belastung Ihrer Gelenke. Es schränkt Ihre Bewegung ein und schränkt somit auch Ihre Fähigkeit ein, das Gewicht abzunehmen. Und doch kennen wir alle diese einfachen Fakten.

Die eigentliche Suche ist die nach der Lösung. Eine geniale Idee, die Ihnen helfen kann, diese zusätzlichen Pfunde loszuwerden - eine Lösung, die Ihnen helfen kann, das zusätzliche Gewicht abzunehmen und es auch zu halten.

Diese eine Suche hat zu dem beispiellosen Erfolg der Gewichtsabnahmeindustrie geführt - einer Industrie, die heute einen Markt mit Umsatz von mehr als 66 Milliarden Dollar hat. Innerhalb weniger Jahrzehnte von nichts auf Milliarden von Dollar zu kommen, ist ein ziemlicher Sprung. Es betont auch die Tatsache, dass Fettleibigkeit in letzter Zeit zu einem sehr großen Problem geworden ist.

Noch erschreckender ist jedoch, dass trotz des steilen Wachstums der Gewichtsabnahmeindustrie auch das Problem der Fettleibigkeit im gleichen Maße zunimmt. Das ist ein klarer Indikator für die Ineffektivität der derzeitigen Maßnahmen. Es bedeutet, dass etwas nicht stimmt. Es gibt einen wichtigen Teil des Puzzles, der uns völlig fehlt.

Die Menschen sind so besessen von der Idee, Gewicht zu verlieren, dass sie bereit sind, jede Maßnahme zu ergreifen. Von Diäten bis hin zu tödlichen Trainingsprogrammen, von Adipositas-Pillen bis hin zu Operationen zur Gewichtsabnahme - die Menschen sind bereit, bis zum Äußersten zu gehen, um ihr Gewicht zu reduzieren. Es gibt jedoch ein kleines Problem. Das Gewicht kommt zurück und es wird auch nach wiederholten Versuchen immer wieder zurückkommen, wenn es keine Nachhaltigkeit gibt.

Der größte Grund für die steigende Rate an Fettleibigkeit und Unzufriedenheit in der Öffentlichkeit ist die Unwirksamkeit von Maßnahmen zur Gewichtsabnahme. Entweder bringen die Maßnahmen zur Gewichtsabnahme überhaupt keine Ergebnisse, oder, mehr noch, das Gewicht kommt nach einiger Zeit des Gewichtsverlusts wieder zurück. Strenge Diäten, harte Trainingsroutinen, Pillen, Operationen, Nahrungsergänzungsmittel und andere Maßnahmen dieser Art können anfangs helfen, etwas Gewicht zu verlieren, aber die meisten dieser Maßnahmen sind langfristig nicht nachhaltig. Daher kommt es mit ziemlicher Sicherheit zu einem Rückfall in das Gewicht.

All jene Menschen, die versuchen, mit schnellen, aber nicht nachhaltigen Methoden abzunehmen, werden am Ende wahrscheinlich enttäuscht werden. Eine entscheidende Sache, die die Gewichtsabnahmeindustrie eindeutig nicht vermitteln kann, ist, dass die Erhaltung eines gesunden Gewichts und Körpers ein kontinuierlicher Prozess ist. Wenn Sie 15 Tage oder 6 Monate lang eine superstrenge Diät machen, kann Ihnen das nicht helfen, fit zu bleiben. Ihr Übergewicht ist keine Krankheit, die durch eine Pille geheilt werden kann. Wenn Sie versuchen, zusätzliches Gewicht abzunehmen oder die Fettpolster in Ihrem Körper zu reduzieren, versuchen Sie eigentlich, dem natürlichen Prozess Ihres Körpers entgegenzuwirken. Sie können diesen Prozess weder beschleunigen noch aufhalten.

Ihr Körper wird ein Leben lang versuchen, Gewicht anzuhäufen. Das liegt im Überlebensinstinkt des Körpers. Wenn Sie fit und gesund bleiben wollen, müssen Sie Ihr ganzes Leben lang arbeiten, um das Gewicht unter Kontrolle zu halten. Alles, was darüber hinausgeht, ist eine kosmetische Maßnahme und wird nicht lange funktionieren.

Das wahre Problem bei Maßnahmen zur Gewichtsabnahme wie Diäten, strenge Trainingsroutinen und lange Essenspläne ist, dass man sie nicht sehr lange befolgen kann. Sobald Sie Ihre kalorienreduzierende Diät beenden, wollen Sie essen. Sie wollen all das Essen und den Geschmack, den Sie verloren haben, wieder wettmachen. Das ist kontraproduktiv. Selbst wenn Sie sich streng kontrollieren, drängt Ihr Körper Sie weiter.
Dasselbe gilt für die Trainingsroutine. Während Sie im Fitnessstudio mit Eisen arbeiten, nimmt Ihre Nahrungsaufnahme zu. Sie nehmen mehr Kalorien zu sich, weil Sie mehr Kalorien verbrennen. Ihr Appetit nimmt zu. Sobald Sie jedoch aufhören zu arbeiten, sammeln sich diese zusätzlichen Kalorien in Form von Fett an. Sie können ohne Vorankündigung mit dem Training aufhören, aber das gleiche gilt nicht für den Appetit.

Das größte Problem bei den meisten Maßnahmen zur Gewichtsabnahme ist, dass sie Nahrung als Ihren größten Feind propagieren. Nahrung wird als größter Grund für die Fettansammlung propagiert, und deshalb wird jede Anstrengung unternommen, um die Nahrungsaufnahme zu begrenzen.

Nahrung ist nicht Ihr Feind, sondern eine Voraussetzung für das Leben. Sie können nicht abnehmen und auch nicht abnehmen, solange Sie diese Tatsache nicht von ganzem Herzen akzeptieren. Das Essen als Ihr Partner beim Abnehmen und bei der Erhaltung eines gesunden Körpers zu akzeptieren, ist der beste Ansatz.

Dieses Buch präsentiert einen ganzheitlichen Ansatz zur Gewichtsabnahme.

Einer der größten limitierenden Faktoren bei der Gewichtsabnahme ist nicht nur die Art und Menge der Nahrungsmittel, die wir essen, sondern auch unsere allgemeine Psychologie. Dieses Buch führt Sie durch diese Faktoren und hilft Ihnen bei einer effektiven Gewichtsabnahme.

Zu viele Modediäten, strenge Ernährungspläne und harte Bewegungsroutinen können kurzfristig Erleichterung bringen. Auf lange Sicht sind solche Erfolgsgeschichten jedoch nicht sehr glänzend. Dieses Buch dient Ihnen als Leitfaden für nachhaltige Möglichkeiten, Gewicht durch richtige Ernährung zu verlieren. Es ist der effektivste Weg, Gewicht zu verlieren und zu halten. Wir können nicht erwarten, dass wir fit und gesund bleiben, wenn wir einen Groll gegen das Essen hegen. Der beste Weg, einen gesunden Körper zu haben, ist, sich die Nahrung, die wir essen, zu eigen zu machen. Sie werden in der Lage sein, die richtigen Lebensmittel und die Vorteile, die sie bringen, zu erkennen.

Einer der größten Faktoren, der zu Übergewicht führt, ist das Verlangen nach Nahrung. Obwohl das Essen für jedes Lebewesen natürlich ist, ist das Verlangen danach nicht vorhanden. Es ist das Ergebnis schlechter Essgewohnheiten und einer schlechten Auswahl an Lebensmitteln.

- ✓ In diesem Buch werden die natürlichen Wege zur Vermeidung von Heißhunger und Übergewicht erklärt.
- ✓ Es wird die Vorteile natürlicher Lebensmittel für die Gewichtsabnahme erklären und Ihnen bei der Erstellung eines natürlichen Ernährungsplans helfen.
- ✓ In diesem Buch erhalten Sie auch eine Fülle von Ideen für Frühstück, Mittag- und Abendessen, um Sie gesund und fit zu halten.

✓ Sie werden auch gesunde Früchte kennen lernen, die Sie Ihrer Mahlzeit für beste Ergebnisse hinzufügen können.
✓ Ein gesunder Plan zur Gewichtsabnahme ist derjenige, der zu einer schnelleren Fettverbrennung führt und den Muskelabbau verlangsamt. Dieses Buch wird Ihnen genau das Gleiche vermitteln.
✓ Sie können all das ohne erdrückende Diäten und ungesunde Ernährung erreichen.

Lesen Sie einfach dieses Buch und machen Sie sich die Idee eines gesunden Lebens durch gute Ernährung zu eigen. Es gibt viele Bücher zu diesem Thema auf dem Markt, vielen Dank noch einmal, dass Sie sich für dieses Buch entschieden haben! Es wurden alle Anstrengungen unternommen, um sicherzustellen, dass es mit so vielen nützlichen Informationen wie möglich gefüllt ist. Viel Erfolg!

Kapitel 1: Verstehen der Psychologie des Gewichtsverlusts

Die Gewichtsabnahme ist ein wichtiges Ziel. Gesundheit ist und sollte für alle von größter Bedeutung sein. Wenn Ihre Gesundheit anfängt zu versagen, dann wird es schwierig, andere Freuden des Lebens zu genießen. Eine der größten Hürden auf dem Weg zu einer guten Gesundheit ist das Übergewicht.

Übergewicht wirkt sich nicht nur auf Ihre Persönlichkeit und Ihre Leistungsfähigkeit aus, sondern auch auf Ihre Psychologie und Ihre Einstellung. Die meisten von uns betrachten es jedoch falsch. Die meisten Menschen versuchen, ihr Übergewicht zum Sündenbock für alles zu machen, was in ihrem Leben schief gelaufen ist.

Es ist leicht, die Schuld auf Dinge zu schieben, die Ihnen keine Antwort geben. Aber wenn Sie genau hinsehen, werden Sie feststellen, dass Übergewicht nicht unbedingt schlechte Dinge in Ihr Leben bringt. Meist ist es genau umgekehrt, und die Gewichtszunahme ist eine Folge falscher Lebensgewohnheiten. Wenn Sie also anfangen, die Dinge im Leben zu verbessern, können Gewichtsprobleme leichter bekämpft werden.

In der Eile, Gewicht zu verlieren, neigen wir dazu, die Faktoren zu übersehen, die überhaupt zu einer Gewichtszunahme führen. Wir müssen die Tatsache zugeben und verstehen, dass das menschliche Gehirn auf eine sehr ausgeklügelte Weise funktioniert. Die erste Priorität des Gehirns ist es, Sie in allen Situationen am Leben zu halten. Es betrachtet die Dinge aus einer ganz anderen Perspektive. Ihr Körper ist eine koordinierte Maschine, die jeden Schritt zur Sicherung des Überlebens tut. Deshalb beginnt er, Energie zu horten, wenn er irgendeine Art von

Stress oder Gefahr spürt. Daher kann das Ignorieren selbst der kleinen Dinge einen großen Einfluss auf Ihr Gewicht haben.

Wenn Sie Gewicht verlieren wollen, ist es wichtig, dass Sie die Faktoren verstehen, die Ihr Gewicht beeinflussen. Das Ignorieren dieser Faktoren wird zu Misserfolgen und Enttäuschungen führen.

Stress

Das Leben eines Weisen zu führen, ist heutzutage keine Option. Es ist das Zeitalter des Wettbewerbs. Das war schon immer so, denn die gesamte Evolutionstheorie basiert auf dem Prinzip des "Überlebens des Stärkeren". Dennoch hat der Wettbewerb in der modernen Welt eine ganz neue Dimension erreicht. Sie müssen sich sowohl in der Schule als auch am Arbeitsplatz auszeichnen. Sie müssen besser sein als Ihre Mitschüler und härter arbeiten. Sie müssen Termine einhalten und härtere Leistungen erbringen. Dieser harte Wettbewerb nimmt Ihnen jedoch den Fokus auf die Gesundheit und weicht dem Stress. Beides ist schlecht für Sie.

Stress ist nicht gut für Sie. Er wirkt sich nicht nur auf Ihr Herz und Ihr Gehirn aus, sondern auch auf Ihr Gewicht in vielerlei Hinsicht. Wenn Sie gestresst sind, beginnt Ihr Körper, ein Stresshormon namens Cortisol" freizusetzen. Dieses Hormon verursacht verschiedene Probleme, aber das größte davon ist, dass es Ihrem Körper signalisiert, die Einlagerung von Fett zu erhöhen. Wenn Sie also ein stressiges Leben führen, dann wird dieses Hormon all Ihre Bemühungen, Gewicht zu verlieren, sabotieren.

Menschen, die ein stressiges Leben führen, finden auch großen Trost in der Nahrung, da sie ablenkt und lindert. Stresssituationen rufen eine Kampf-oder-Flucht-Reaktion hervor. Dies erhöht das Bedürfnis, mehr Kalorien zu sich zu nehmen. In solchen Situationen essen Menschen schließlich zucker- und fetthaltige

Lebensmittel. Sie alle führen zu einer übermäßigen Kalorienzufuhr, die völlig unnötig ist. Ihr Körper befindet sich aufgrund der hohen Cortisolfreisetzung bereits in einem fettarmen Verbrennungsmodus; daher werden all diese Kalorien am Ende als Fett gespeichert. Süßigkeiten und verarbeitete fetthaltige Lebensmittel, die Sie in solchen Situationen so sehr mögen, machen süchtig, und Sie neigen dazu, schon bald einen Geschmack und ein Verlangen danach zu entwickeln. Dies führt zu einer schnelleren Gewichtszunahme.

Im Zeitalter des Wettbewerbs wäre es unpraktisch, zu raten, ein völlig stressfreies Leben zu führen. Der Versuch, Stress zu reduzieren, ist jedoch sehr praktisch und machbar. Wenn Sie wirklich wollen, dass Ihre Bemühungen zur Gewichtsabnahme funktionieren und Sie fit werden, dann fangen Sie an, mit dem Stress vernünftig umzugehen. Es ist ein Dämon, der mehr Schaden anrichten wird, als Sie denken können.

Es gibt mehrere Möglichkeiten, Ihren Stresspegel zu senken. Wenn Sie Ihre Zeit mit Freunden und Familie genießen, meditieren, sich leicht bewegen und Freizeitaktivitäten nachgehen, können Sie Ihr Stressniveau in hohem Maße senken. Sie werden sich nicht nur besser fühlen, sondern auch viel schneller abnehmen. Denken Sie daran, dass Gewichtsabnahme nicht einfach nur eine Anpassung Ihrer Kalorienzufuhr ist. Ihr Körper hat die Fähigkeit, den Stoffwechsel je nach Bedarf zu verringern oder zu erhöhen. Wenn Sie ein stressiges Leben führen, kann es sein, dass eine geringere Kalorienzahl Ihnen auch nicht viel hilft, Gewicht zu verlieren. Ihr Körper wird anfangen, jedes bisschen davon zu konservieren. Je entspannter Sie sind, desto besser wird Ihr Stoffwechsel sein.

Vergnügen

Es ist einfach das entgegengesetzte Phänomen von Stress. Es entspannt Sie und Ihren Körper. Wenn Sie in einer angenehmen Stimmung sind, reagieren Sie im wirklichen Leben besser auf Situationen. Auf die gleiche Weise entspannt auch das Vergnügen Ihren Körper. Die Cortisol-Freisetzung nimmt ab und Ihr Körper kommt aus dem Überlebensmodus heraus. Er kann die Stoffwechselrate sicher erhöhen, da er keine Gefahr für die Energieeinsparung verspürt. Ihr Darm fängt an, besser zu funktionieren und verdaut die Nahrung leicht.

Der erste Schritt auf dem Weg zu einem gesunden Körper ist die Entspannung. Zumindest während des Essens sollten Sie Ihren Geist von stressigen Dingen ablenken. Geben Sie Ihrem Geist Zeit, das Essen zu genießen. Je mehr Sie das Essen fühlen, riechen und genießen, desto besser wird Ihr Körper es effektiv verarbeiten können.

Wenn Sie das Aroma des Essens genießen, bevor Sie es essen, gerät Ihr Verdauungssystem in einen Überdrehzustand. Es fängt an, die Verdauungssäfte zu pumpen, und Sie werden die Nahrung schnell verdauen können. Wenn man sich einen Moment Zeit nimmt, um das Essen zu genießen, führt dies recht schnell zur Erfüllung. Sie werden kein häufiges Verlangen nach Essen haben.

Denkweise

Nahrung gibt Energie. Wenn Sie zu viel davon essen, führt dies zu Übergewicht. Es sind nicht die Lebensmittel, die zu einer Gewichtszunahme führen, sondern Ihr fahrlässiges Verhalten gegenüber diesen Lebensmitteln. Es ist sehr wichtig, dass Sie anfangen, Lebensmittel mit einem positiven Ansatz zu betrachten.

Wenn Sie die richtige Art von Dingen in den richtigen Proportionen essen, werden Sie gesund sein und auch beim Abnehmen helfen.

Manche Menschen lehnen bestimmte Lebensmittel gänzlich ab und befürworten andere in hohem Maße. Dieser Ansatz kann schädlich sein. Letztlich sind es nicht die Lebensmittel, die zu einer Gewichtszunahme führen, sondern ihr übermäßiger Verzehr. Alle Lebensmittel haben den einen oder anderen Nährstoff, und Sie brauchen alle in bestimmten Proportionen. Es ist wichtig, diese Anteile zu verstehen und sich an sie zu halten.

Sie müssen die Tatsache akzeptieren, dass Sie nicht einfach durch das Vermeiden von Nahrungsmitteln abnehmen können, wie es die meisten Diäten nahelegen. Diese Strategie funktioniert nicht lange. Das ganze Leben lang mit einer kalorienreduzierten Ernährung zu leben, ist nicht nur eine Herausforderung, sondern auch unpraktisch.

Sie müssen eine Denkweise entwickeln, in der Sie die Vorteile von Nahrungsmitteln anerkennen und sie in angemessener Weise konsumieren. Dies wird Ihnen helfen, Gewicht zu verlieren und leicht zu halten.

Die Menschen wollen abnehmen, finden jedoch nicht den richtigen Weg dahin und suchen deshalb in allen Richtungen danach. Die florierende Industrie zur Gewichtsabnahme ist ein leuchtendes Beispiel dafür.

Man kann nicht gesund werden, indem man Lebensmittel meidet oder oberflächliche Methoden zur Fettverbrennung anwendet. Man kann nicht ewig kalorienreduzierte Diäten durchführen. Regelmäßiges Eisenpumpen im Fitnessstudio ist für die meisten

Menschen auch keine Option, da sie sich um andere wichtige Bedürfnisse des Lebens und der Familie kümmern müssen. Die beste Option, die Ihnen unter solchen Umständen zur Verfügung steht, ist es, Ihr Essen zu Ihrem Partner beim Abnehmen zu machen.

Eine gesunde Lebensmittelauswahl und gute Essgewohnheiten können Ihnen helfen, Ihr Leben zu genießen und dabei schmackhaft zu bleiben. Die Gewichtsabnahmeindustrie hat den Mythos geschaffen, dass Gewichtsabnahme ein harter Prozess ist, der nur durch geschmackloses Essen und den Verzicht auf Geschmacksvergnügen erreicht werden kann. Ihre ganze Idee lässt die Gewichtsabnahme wie eine sehr harte Tätigkeit aussehen.

Wenn Sie abnehmen wollen, müssen Sie die Psychologie der Gewichtsabnahme verstehen. Wenn Sie zu sehr auf Ihr Gewicht gestresst sind, dann wird sich Ihr Gewichtsabnahmeprozess verlangsamen. Je stressfreier Sie bleiben, desto schneller werden Sie abnehmen.

Sie müssen die Kraft des Essens mehr akzeptieren. Es kann Ihnen helfen, ohne viel Aufwand abzunehmen. Sie müssen einfach nur die richtigen Lebensmittel auswählen und einen gesunden Lebensstil führen. Je natürlicher diese Dinge bleiben, desto nachhaltiger wird Ihr Gewichtsverlust sein.

Motivation

Motivation ist der Treibstoff für Erfolg. Die richtige Motivation hält Sie unabhängig von den Herausforderungen in Schwung. Das größte Problem bei der Gewichtsabnahme besteht in der Korrektur einiger schlechter Lebensgewohnheiten. Wenn Sie nicht die richtige Motivation haben, können Sie der Versuchung leicht nachgeben, und Ihr ganzer Gewichtsabnahme-Versuch würde ins Leere laufen. Wenn Sie eine starke Motivation für das Abnehmen haben, können Sie die Versuchung leicht überwinden. Finden Sie eine starke Motivation, Gewicht zu verlieren, und arbeiten Sie in einem konstanten Tempo weiter darauf hin.

Sie können leicht abnehmen, wenn Sie sich gesund ernähren und gute Essgewohnheiten annehmen. Im folgenden Kapitel werden einige wichtige Ernährungstipps gegeben, die Ihnen helfen können, leicht abzunehmen.

Kapitel 2: Wichtige Punkte für eine gesunde Ernährung

Die meisten Menschen glauben, dass sie ihr Gewicht kontrollieren können, indem sie einfach die Anzahl der Kalorien, die sie zu sich nehmen, regulieren. Dies ist eine falsche Vorstellung. Obwohl es eine Tatsache ist, dass zusätzliche Kalorien zwar Fett hinzufügen, aber nicht alle Kalorien gleich sind. Verschiedene Nahrungsmittel haben viel mehr als nur einfache Kalorien. Wenn Sie durch gute Ernährung abnehmen wollen, müssen Sie zu gesunden Essgewohnheiten übergehen.

Gesunde Ernährung bedeutet, die richtigen Lebensmittel hinzuzufügen, die Ihnen die erforderlichen Nährstoffe liefern. Der Verzehr von Lebensmitteln, die Ihnen leere Kalorien liefern, erhöht einfach das Gewicht. Nahrungsmittel, die den Insulinspiegel in die Höhe treiben, helfen Ihnen auch nicht bei der Gewichtsabnahme. Deshalb ist es wichtig, dass Sie gute Essgewohnheiten annehmen, um schneller Ergebnisse zu erzielen.

Fokus auf Ballaststoffe

Ballaststoffe sind der Schlüssel zur Gewichtsabnahme. Sie sind eine Lebensmittelzutat, die Ihnen auf vielfältige Weise helfen kann, Gewicht zu verlieren.

Die Ballaststoffe in Obst, Gemüse und Vollwertkost sind langsam zu verdauen. Sie sind gut für den Darm und füllen den Magen schnell auf und halten ihn lange besetzt. Dies hilft, Heißhunger auf Nahrung zu vermeiden und verbessert Ihr Verdauungssystem. Abgesehen davon ist ballaststoffreiches Gemüse kalorienarm, und deshalb besteht keine Gefahr, dass Sie durch den Verzehr von

Ballaststoffen zusätzliches Gewicht zunehmen. Grünes Blattgemüse hat viele Ballaststoffe und Mineralien, aber vernachlässig bare Kalorien. Sie können sie so viel essen, wie Sie wollen, ohne sich über das Gewicht Gedanken machen zu müssen. Abgesehen von Obst und Gemüse sind auch Vollkorngetreide eine reiche Quelle von Ballaststoffen. Ballaststoffe sind nicht nur gut für Ihr Verdauungssystem, sondern helfen auch, Ihren Insulinspiegel unter Kontrolle zu halten.

Schwärmen für ganze Lebensmittel

Ganze Körner sind großartig. Sie sind eine reiche Quelle von Kohlenhydraten. Obwohl Kohlenhydrate von den meisten Gesundheitsexperten als unbedenklich angepriesen werden, sind Vollkorngetreide gut. Abgesehen von Kohlenhydraten liefern Vollkorn auch viele Ballaststoffe sowie Spurennährstoffe wie Vitamine und Mineralien. Diese sind sehr wichtig für Ihr Wohlbefinden, und es gibt viele Nährstoffe, die Sie nicht aus anderen Quellen beziehen.

Die Ballaststoffe im Vollkorn halten Ihr Verdauungssystem gesund und beschäftigt. Er wird nicht nur Ihr Gewicht verringern, sondern auch das Risiko ernsthafter Probleme wie Bluthochdruck, Herzerkrankungen und Verdauungsprobleme signifikant beeinflussen.

Gesundes Fett ist wichtig

Die Gewichtsabnahmeindustrie hat Fett und Cholesterin als Ursache allen Übels verteufelt. Das ist falsch. Fett ist sehr wichtig. Tatsächlich kann Ihr Körper ohne Fett und Cholesterin nicht richtig funktionieren. Fett und Cholesterin sind Bausteine der Hormone in Ihrem Körper. Ohne Fett kann er nicht funktionieren. Fett liefert Ihrem Körper lang anhaltende, nachhaltige Energie.

Da jedoch nicht jedes Fett schlecht ist, sind die meisten Arten von Fetten auch nicht gut. Eine schlechte Qualität des Fettes, das durch den Verzehr von frittierten Lebensmitteln, Soßen und hydrierten Ölen verbraucht wird, ist sehr ungesund. Es erhöht Ihr Gewicht und beschleunigt den Prozess der Verstopfung Ihrer Arterien.

Um gesund zu bleiben, müssen Sie gesunde Fette zu sich nehmen. Fetter Fisch, Nüsse, Olivenöl, Avocados und andere solche Dinge liefern Ihnen die erforderlichen gesunden Fette. Sie müssen sie annehmen, um gesund und fit zu bleiben.

Verpassen Sie das Protein nicht

Eiweiß ist der Baustein der Muskeln. Wenn Sie anfangen, Gewicht zu verlieren, verlieren Sie nicht nur Fett, sondern auch viel Muskelmasse. Dies kann Probleme verursachen, wenn Sie nicht die richtige Menge an Eiweiß zu sich nehmen.

Eine eiweißreiche Ernährung hat auch einen zusätzlichen Vorteil: Man fühlt sich schneller satt. Eine eiweißreiche Ernährung bedeutet, dass Sie schneller satt werden und keine Heißhungerattacken haben. Sie müssen jedoch daran denken, dass Eiweiß auch Kalorien hat, und deshalb müssen Sie den Weg vorsichtig beschreiten.

Vermeiden Sie raffinierten Zucker um jeden Preis

Zusätzlicher Zucker in allen Formen ist schlecht für die Gesundheit. Raffinierter Zucker erhöht nicht nur Ihren Insulinspiegel, sondern wirft auch eine Menge leerer Kalorien ab, was beides schlecht ist. Wenn Sie schnell abnehmen und einen gesunden Lebensstil beibehalten wollen, dann sollte der erste Schritt die Reduzierung des raffinierten Zuckers sein. Wenn Sie eine Naschkatze sind, dann suchen Sie nach natürlichen Süßungsmitteln wie Früchten. Sie sind zwar süß, enthalten aber Fruktose, die gesund ist.

Raffinierter Zucker macht süchtig. Je mehr Sie ihn essen, desto mehr möchten Sie schon bald erneut haben. Das bedeutet, dass Sie nie genug davon haben werden. Ihre Pläne zur Gewichtsabnahme gehen den Bach runter. Der beste Weg, um der Versuchung zu entgehen, ist, sich völlig von ihm fernzuhalten. Selbst eine kleine Menge raffinierter Zucker wird Ihnen immer wieder Probleme bereiten.

Eine große Hürde, um sich von raffiniertem Zucker fernzuhalten, sind verarbeitete Lebensmittel. Sie haben hohe Mengen an raffiniertem Zucker, die ihnen Geschmack verleihen. Das macht sie ungesund und vermeidbar. Wenn Sie abnehmen wollen, müssen Sie auch die Aufnahme von verarbeiteten Lebensmitteln reduzieren.

Halten Sie sich von leichten Kalorien fern

Die Vereinfachung Ihrer Ernährung ist vielleicht nicht immer die beste Lösung für Sie. Wenn Ihr Körper Zeit braucht, um etwas zu verdauen, verbrennt er dabei Kalorien. Ihr Stoffwechsel steigt und der Prozess des Abnehmens setzt sich in Gang. Deshalb ist es am besten, Nahrungsmittel so nah wie möglich an ihrem natürlichen Zustand zu essen. Das bedeutet zwar nicht, dass Sie Vollwertkost roh oder ungekocht essen müssen, aber versuchen Sie dennoch, sich so genau wie möglich daran zu halten.

Wenn Sie eine Frucht in ihrem natürlichen Zustand essen, dauert es eine gewisse Zeit, bis sie verdaut ist. Die Kalorien werden nur langsam freigesetzt, und Ihr Verdauungssystem ist weiterhin damit beschäftigt, ein Sättigungssignal zu senden. Wenn Sie jedoch den Saft der gleichen Frucht trinken, ist der Kalorienzufluss hoch und plötzlich, aber kurzlebig. Sie werden sich bald hungrig fühlen und mehr, aber unnötige Kalorien zu sich nehmen.

Dasselbe gilt für alle Arten von Gesundheitsgetränken, kohlensäurehaltigen Getränken und dergleichen. Sie alle fügen Ihrem Körper zusätzliche Kalorien zu, ohne Ihrem Verdauungssystem etwas zuzuführen. Ihr Insulinspiegel bleibt auf einem hohen Niveau, und der zugesetzte Zucker in diesen Getränken führt zu Heißhunger.

Es spielt keine Rolle, was auf dem Etikett des Energiegetränks steht. Wenn es irgendeine Art von Geschmack oder Aroma hat, ist es nicht natürlich und sollte vermieden werden. Alle Energy-Drinks und kalorienfreien Getränke bergen dieses Risiko. Wenn Sie durstig und dehydriert sind, trinken Sie Wasser und nichts anderes.

Versuchen Sie nicht, Ihr Essen zu vereinfachen. Essen Sie so nah wie möglich an ihrem natürlichen Zustand, ist der beste Weg, um Gewicht zu verlieren. Je länger Ihr Verdauungssystem braucht, um es zu verarbeiten, desto besser.

Raffinierte Kohlenhydrate sind schlecht

Leere Kalorien in allen Formen sind schlecht und raffinierte Kohlenhydrate bringen genau diese mit sich. Raffinierten Kohlenhydraten fehlen die wesentlichen Ballaststoffe und Nährstoffe und belasten Sie mit Kalorien. Sie sind schlecht für Ihr Verdauungssystem und erhöhen Ihren Insulinspiegel.

Sie werfen zu viele rote Flaggen auf, wenn es um Ihre Gesundheit geht, und deshalb müssen Sie raffinierte Kohlenhydrate so weit wie möglich vermeiden.

Achtsames Essen ist der Schlüssel

Einer der größten Gründe für Binge Eating ist geistloses Essen. Es ist nicht der Geschmack, der Geruch, der Hunger oder das

Verlangen, das zu übermäßigem Essen führt; es ist einfach die Gedankenlosigkeit über die Nachteile von mehr Essen. Wenn man dem Essen und der Menge, die man isst, weniger Aufmerksamkeit schenkt, gehen alle Vorteile den Bach runter.

Essen ist eine wichtige Aktivität. Sie ist für Ihr Überleben unerlässlich. Essen während des Fernsehens oder beim Reden kann einem den Verstand rauben und führt zu Überessen. Das sollten Sie vermeiden, wenn Sie versuchen, Gewicht zu verlieren. Achten Sie immer auf die Dinge, die Sie essen, und seien Sie mit der Menge vorsichtig.

Kapitel 3: Wie man Diäten und andere strikte Lebensmittelpläne stoppen kann

Die schlichte und einfache Tatsache ist, dass Diäten und strenge Ernährungspläne kurzfristige Strategien zur Gewichtsabnahme sind und langfristig nicht funktionieren. Diäten sind restriktiv, und alles, was restriktiv ist, arbeitet gegen die menschliche Natur. Sobald die Menschen von ihren Ernährungsplänen absehen, nehmen sie an Gewicht zu. Selbst wenn sie etwas länger auf einem Ernährungsplan bleiben, beginnen die Ergebnisse zu sinken. Es kann frustrierend sein, zuzusehen, wie die eigene Arbeit den Bach runtergeht.

Manche Menschen halten sich jedoch immer noch gerne an Diäten und strenge Ernährungspläne, da sie dadurch ein Gefühl der Kontrolle erhalten. Sie haben das Gefühl, dass sie ihr Leben in die Richtung lenken, die sie wollen. Aber dieses Gefühl wird bald kontraproduktiv, wenn sie auf ein Plateau stoßen. Dies trägt nicht nur zur Verzweiflung bei, sondern führt auch zu Stress. Manche Menschen halten sich immer noch gerne an Diäten, da sie das Gefühl haben, dass sie nach dem Absetzen der Diät verletzlich werden. Das ist ein negatives Gefühl.

Essen ist ein wichtiger Teil des Lebens, und sich vorzustellen, dass es nicht funktioniert, wenn man sich als Bösewicht ausgibt. Sie müssen von den Diätplänen absehen, wenn Sie Gewicht verlieren und es erfolgreich halten wollen.

Diäten und restriktive Ernährungspläne sind so konzipiert, dass sie der menschlichen Konstitution entgegenwirken. Unser Körper geht in den Überlebensmodus über, sobald wir unsere Kalorienzufuhr verringern. Er reduziert den Stoffwechsel und unser Körper passt sich an die geringe Kalorienzufuhr an. Obwohl also die Diäten anfangs scheinbar funktionieren, werden sie im Laufe der Zeit unwirksam.

Wenn Sie einen kurzfristigen Diätplan einhalten, werden Sie vielleicht ein wenig an Gewicht verlieren. Im Allgemeinen geht das Wassergewicht zurück, aber es kommt sehr schnell wieder zurück. Menschen, die eine Diät machen, neigen dazu, sich aus natürlichen Instinkten heraus zu essen, was ebenfalls sehr schnell zu einer übermäßigen Gewichtszunahme führt.

Der beste Weg, Gewicht zu verlieren und über einen langen Zeitraum zu halten, ist, mit einer Diät oder anderen strengen Ernährungsplänen aufzuhören. Eine gute Ernährung und ein gesundes Ernährungsprogramm helfen Ihnen sehr effektiv beim Abnehmen.

Selbst wenn Sie sich nach dem Absetzen einer Diät eine Binge Phase gegönnt haben, ist es also am besten, keinen weiteren Diätplan zu befolgen. Vielleicht fühlen Sie sich in Versuchung, dies zu tun, aber es ist ein schlechter Schritt. Essen ist eine Voraussetzung für das Leben, und unser Körper kann es verarbeiten. Sie können ein bisschen mehr trainieren und mit den zusätzlichen Kalorien umgehen. Ihr Fettstoffwechsel wird sich verbessern, wenn Sie aufhören, sich wegen einiger zusätzlicher Kalorien zu stressen. Stress ist schlecht für die Fettverbrennung. Nehmen Sie also die Tatsache, dass Sie einige zusätzliche Kalorien gegessen haben, und machen Sie weiter.

Wenn Sie nicht auf Diät sind, können Sie alles essen, da es keine Einschränkungen gibt. Dadurch werden Lebensmittel weniger verführerisch und weniger ansprechend für Sie sein. Dies ist der erste Schritt zum Erfolg. Sie können sich ohne Schuldgefühle entscheiden, ob Sie etwas essen oder nicht essen wollen. Das funktioniert besser als jede andere Diät für Ihren Körper.

Menschen, die schon lange einen Ernährungsplan befolgen, finden das vielleicht schwierig, aber es ist eine Tatsache. Eine Diät zu machen, bringt keine Ergebnisse. Sie werden nur dann Ergebnisse erzielen, wenn Sie eine gesunde Ernährungsroutine befolgen.

Technische Probleme mit Diätplänen

Die meisten Diätpläne konzentrieren sich auf einen Teil des Problems, und zwar auf die hochkalorische Aufnahme. Sie arbeiten an der Reduzierung der Kalorienzufuhr. Das ist jedoch nicht das Beste, was man tun kann. Was immer wir essen, fügt unserem Körper Kalorien hinzu. Diese Kalorien helfen uns beim Laufen und die zusätzlichen Kalorien sammeln sich als Fett an. Aber nicht alle Kalorien sind gleich. Betrachten wir zum Beispiel die Makronährstoffe.

❖ Kohlenhydrate

Kohlenhydrate sind der Hauptenergieträger. Je mehr Kohlenhydrate wir essen, desto leichter wird unsere Kalorienbeschaffung. Wenn wir die Kohlenhydrataufnahme verringern, wird die Energiegewinnung erschwert. Daher ist es ein kluger Schritt, die Kohlenhydrataufnahme vernünftig zu senken.

❖ Eiweiß

Auch die Zufuhr von Eiweiß bringt Kalorien, hat aber eine ganz andere Funktion. Eiweiß wird für den Muskelaufbau benötigt. Wenn Sie Ihre Proteinzufuhr im Rahmen einer Diät verringern, werden Sie Probleme beim Muskelaufbau haben. Wenn Sie Ihre Kohlenhydrataufnahme zu stark reduzieren, wird Ihr Körper anfangen, Ihre Muskeln nach Energie zu verzehren. Deshalb wird eine sehr strenge Diät zu Muskelschwund führen. Proteine müssen auf ausgewogene Weise Teil Ihrer Mahlzeit sein.

❖ Fett

Fett ist ein weiterer wichtiger Makronährstoff. Es spielt mehrere wichtige Funktionen in Ihrem Körper. Alle Hormone werden aus Cholesterin hergestellt und es ist ein Produkt des Fettes. Daher kann Ihr Körper ohne die Aufnahme von Fett nicht überleben. Eine Verringerung der Fettaufnahme kann sich als gesundheitsschädlich erweisen. Ein hoher Fett- und Cholesterinspiegel kann Ihnen Probleme bereiten, aber das liegt nicht an Ihren gesunden Fetten. Cholesterin in der Nahrung ist sicher. Wenn Sie gesunde Fette aus Ihrer Ernährung entfernen, ist das schlecht für Ihre Gesundheit.

Das eigentliche Problem bei der Ernährung ist, dass sie im Allgemeinen auf all diese Makronährstoffe verzichtet und somit am Ende Ihre Gesundheit ruiniert.

Die Gewichtsabnahmeindustrie und die Hersteller von Lebensmittelprodukten haben Fett als den wahren Teufel projiziert. Es hat sich in der allgemeinen Wahrnehmung herausgestellt, dass man fett wird, wenn man Fett isst. Das ist eine absurde Idee. Die Menschheit überlebt seit Tausenden von Jahren durch Fett. Fett war von Anfang an die Hauptnahrungsquelle für den Menschen, und wir haben sogar die dunklen Zeiten überstanden. Eine Sache, die in letzter Zeit hinzugekommen ist, ist die Hauptursache für das Problem der Fettleibigkeit, und das ist Raffinierter ZUCKER. Die Menschheit hatte jahrhundertelang keinen Zugang zu raffiniertem Zucker. Er ist eine neue Ergänzung unserer Nahrung. Tatsächlich ist der Trend zu verarbeiteten Lebensmitteln ebenfalls sehr neu und die Hauptursache des Problems. Die hohe Abhängigkeit von verarbeiteten

Lebensmitteln hat uns viel raffinierten Zucker in unser Leben gebracht, und wir sind seitdem fetter geworden.

Mit der Ernährung wird versucht, das Problem auf eine falsche Art und Weise anzugehen. Man kann zwar die Kalorienzufuhr senken, aber den Körper nicht zwingen, seine Fettdepots zu verbrennen, nicht bevor er die richtigen Signale vom Gehirn erhält. Das wichtigste Hormon, das für die Fettspeicherung verantwortlich ist, ist Insulin. Solange kein Insulin in Ihrem Blutkreislauf vorhanden ist, wird Ihr Körper nicht damit beginnen, Fettdepots zu verbrennen. Das Insulin sendet weiterhin ein Signal an Ihre Fettzellen, dass es im Überfluss vorhanden ist und sie Fett speichern müssen. Wenn Sie Fett verbrennen wollen, müssen Sie Wege finden, um sicherzustellen, dass Ihre Insulinausschüttung reguliert wird. Kohlenhydrate können Ihren Insulinspiegel leicht in die Höhe treiben. Raffinierter Zucker bringt den Insulinspiegel ernsthaft durcheinander. Aber Fett führt nicht zur Insulinausschüttung. Deshalb ist die fettreiche Ernährung nicht das Problem; die fettarme Ernährung ist der wahre Übeltäter, da sie viel Zucker enthält. Wenn Sie Ihr Gewicht senken wollen, müssen Sie Ihren Insulinspiegel und Ihre Kohlenhydrataufnahme regulieren. Eine Senkung der Fett- und Eiweißzufuhr wird nur Probleme verursachen.

Auch Diäten und strenge Ernährungspläne erzeugen in Ihnen das Verlangen nach Nahrung. Solche Pläne können nicht lange befolgt werden, und wenn Sie von solchen Plänen abweichen, nehmen Sie schnell zu. Der beste Weg, solche Situationen zu vermeiden, besteht darin, mit der Einhaltung von Diäten aufzuhören und mit einer gesunden Ernährungsroutine zu beginnen.

Der erste Schritt zu einer gesunden Ernährung besteht darin, den Verzehr von verarbeiteten Lebensmitteln zu minimieren. Ihr

Schwerpunkt sollte nicht einfach nur auf der Minimierung des Kalorienverbrauchs liegen, sondern darauf, die richtigen Dinge zu essen. Nur durch eine gute Ernährung können Sie Gewicht verlieren.

Es ist wichtig, dass Sie sich bewusst machen, dass Ihr Körper sich über Jahrhunderte hinweg entwickelt hat. Er verfügt über ein sehr ausgeklügeltes System, das darauf ausgerichtet ist, das Überleben zu verlängern. Wenn Sie vorhaben, das Gewicht durch Überleben zu reduzieren, dann sind Sie auf dem Weg zum Scheitern, und die Reise wird sicher schmerzhaft sein. Wenn Sie die Kalorienzufuhr verringern, wird der Körper den Stoffwechsel senken, um einen geringeren Energieverbrauch zu gewährleisten. Dies gibt ihm mehr Zeit zum Überleben. Die Menschheit hat Überschwemmungen, Dürreperioden und Hungersnöte nicht ohne Grund überlebt.

Wenn Sie Ihr Gewicht halten wollen, müssen Sie das Fett auf die richtige Art und Weise treffen. Das Auslösen der Hormone, die bei der Fettverbrennung helfen, ist der beste Weg, um eine Gewichtsabnahme sicherzustellen. Ihr Körper wird erst dann mit der Verbrennung von Fettspeichern beginnen, wenn er sicher ist, dass er nicht gefährdet ist oder es ihm an Energie fehlt.

Insulin ist das Schlüsselhormon, das jede Art der Fettverbrennung blockiert. Wenn Sie abnehmen wollen, müssen Sie den Insulinspiegel in Ihrem Körper regulieren. Nahrungsmangel oder -überfluss führt nur zu unregelmässigen Insulinspiegeln, und das muss unbedingt vermieden werden.

Die Hauptfunktion des Insulins ist die Erleichterung der Blutzuckerabsorption. Am besten sind Nahrungsmittel, die Zeit brauchen, um verdaut zu werden, und die keine plötzlichen Insulin Erhöhungen verursachen.

Raffinierter Zucker steht ganz oben auf der Liste der Lebensmittel, die vermieden werden müssen. Wenn Sie gerne Süßigkeiten oder verarbeitete Lebensmittel essen, dann sind Ihre Insulinspiegel zwangsläufig unregelmäßig. Ballaststoffreiche Lebensmittel sind die besten, wenn es darum geht, Ihren Insulinspiegel zu normalisieren. Sie brauchen Zeit, um verdaut zu werden, und verursachen keine plötzlichen Insulin Erhöhungen.

Die Wahl gesunder Nahrungsmittel, die reich an Ballaststoffen, Mineralien und Vitaminen sind, wird Ihnen sehr helfen. Grünes Blattgemüse sticht auf der Liste hervor, da es reich an Mineral- und Ballaststoffen ist und nur eine vernachlässig bare Menge an Kalorien liefert.

Menschen nehmen im Allgemeinen Diät-Routinen an, da sie mit ihrem Körper unzufrieden sind und die Kontrolle über ihren Körper zurückgewinnen wollen. Allerdings können Diäten aufgrund des langsamen Fortschritts Stress und Angst verursachen. Sie führen auch zu Versagensangst, was weder für Ihren Körper noch für Ihren Geist gut ist. Diäten schränken Sie ein und führen zu Heißhunger auf Nahrungsmittel, die emotional anstrengend sein können. Auch das Essen von Dingen, die nicht auf der Liste stehen, kann dem Schuldbewusstsein weichen. Unter solchen Bedingungen Gewicht zu verlieren, ist ungesund. Selbst wenn Sie durch solche Maßnahmen etwas Gewicht verlieren, wird es zwangsläufig einen Rückschlag geben.

Der beste Weg, von Diäten wegzukommen, ist zu verstehen, dass man nur dann nachhaltig abnehmen kann, wenn man eine gesunde Routine einhält, eine Routine, die lange dauern kann und nicht so viel mentale und emotionale Angst verursacht. Das Vermeiden von Nahrung ist nicht die Lösung, sondern ein Problem.

Wenn Sie sich gesund und ausgewogen ernähren, können Sie leicht Gewicht verlieren.

Als erstes sollte man die Einnahme von raffiniertem Zucker vermeiden. Das bedeutet, dass verarbeitete Lebensmittel mit großer Vorsicht verzehrt werden sollten. Je mehr Sie natürliche Nahrungsmittel essen, desto besser ist es für Ihre Gewichtsabnahmeziele.

Der raffinierte Zucker macht süchtig und erzeugt ein Verlangen nach Nahrung. Dies führt zu einer Anhäufung von leeren Kalorien, die nichts anderes bewirken, als Ihren Insulinspiegel zu erhöhen. Sie müssen solche Nahrungsmittel vermeiden.

Kohlensäurehaltige Getränke, Limonaden, Energiegetränke und Alkohol haben einen hohen Zuckergehalt. Sie müssen sie so gut wie möglich vermeiden. Sie werden nicht nur Ihren Blutzuckerspiegel in die Höhe treiben, sondern auch dazu führen, dass Sie sich sehr oft nach mehr sehnen.

Es ist auch eine gute Idee, fettarmes Essen zu vermeiden. Fettarme Lebensmittel enthalten viel zusätzlichen Zucker, denn ohne Fett schmeckt das Essen schlecht. Um den Geschmacksverlust von Lebensmitteln auszugleichen, beladen die Hersteller sie mit zugesetztem Zucker. Dies ist ein wichtiger Grund, fettarme Lebensmittel zu vermeiden. Sie sollten sich an natürliche Früchte, Gemüse und Vollkorngetreide halten; sie liefern Ihnen alle erforderlichen Makronährstoffe und helfen bei der Regulierung des Insulinspiegels.

Insulin ist der Schlüssel zur Gewichtsabnahme. Es ist der Schlüssel zur Gesundheit. Sie müssen Lebensmittel verwenden, die Ihnen helfen, Ihren Insulinspiegel unter Kontrolle zu halten.

Achtsamkeit beim Essen wird Ihnen bei der Gewichtsabnahme sehr helfen. Ihr Ziel sollte es sein, die erforderlichen Kalorienmengen mit einem ausgewogenen Verhältnis aller Makronährstoffe zu sich zu nehmen. Einfach die Kalorien zu reduzieren, würde nicht funktionieren. Kalorienreduzierung bedeutet, dass Sie sowohl Eiweiß als auch Fette reduzieren. Das kann ungesund sein. Sie wollen nicht nur Gewicht verlieren, sondern auch fit und gesund sein. Eine ungesunde Ernährung kann Sie nicht gesund machen.

Der beste Weg, das Gewicht zu schlagen, ist, glücklich und zufrieden zu bleiben. Je mehr Sie das Essen akzeptieren, desto weniger problematisch wird es für Sie sein.

Kapitel 4: Wege zur Unterdrückung von Heißhungerattacken und Überernährung

Das Verlangen nach Nahrung ist einer der größten Feinde von Maßnahmen zur Gewichtsabnahme. Ihr Verlangen nach Nahrung kann Sie dazu zwingen, ungesunde Dinge zu essen, die nur zu einer Gewichtszunahme führen. Es ist ein unwiderstehliches Gefühl, das später zu Schuldgefühlen und Stress führt.

Es ist wichtig, dass Sie lernen, den starken Drang zu essen oder das Verlangen nach Essen zu bekämpfen. Das Verlangen nach Essen kommt nicht von ungefähr. Manche Menschen nehmen es auf sich, dass sie ihr Verlangen nicht kontrollieren können. Es gibt keinen Grund, so hart mit sich selbst umzugehen. Heißhunger ist sowohl ein physiologisches als auch ein emotionales Phänomen.

Wenn man eine Zeitlang nichts gegessen hat, beginnt man sich hungrig zu fühlen, das ist normal. Aber es gibt Zeiten, in denen man nicht einmal besonders hungrig ist, sondern etwas essen möchte. Es mag Zeiten geben, in denen Sie sich satt gegessen haben, aber weiter essen wollen. Das ist Verlangen.

Das Verlangen nach mehr Essen kann aus Ihrem überhöhten Energiebedarf entstehen. Wenn das jedoch der Fall ist, werden Sie es wissen, und es gibt keinen Grund zur Sorge. Aber wenn Ihr Energiebedarf derselbe ist und Sie immer noch ein häufiges Verlangen nach Nahrung verspüren, kann es mehrere Gründe dafür geben, die Sie verstehen müssen.

Einige wichtige Ursachen für unerklärliche Gelüste

Falsche Lebensmittel

Fast immer besteht das Verlangen nach Süßigkeiten und verarbeiteten Lebensmitteln. Junk Food und verarbeitete

Lebensmittel enthalten viel zugesetzten Zucker. Dieser Zucker macht süchtig und macht Lust auf mehr. Je mehr man ihn isst, desto mehr will man ihn essen. Sie werden Sie immer weiter nach unten ziehen. Es gibt keine Möglichkeit, sie zu umgehen. Die Kontrolle der Aufnahme von raffiniertem Zucker ist der beste Weg, um das Verlangen zu unterdrücken. Wenn Sie sich häufig nach Süßigkeiten sehnen, sollten Sie auf Früchte umsteigen. Früchte enthalten Fruktose, die Ihr Körper leicht verarbeiten kann. Neben Fruktose enthalten Früchte auch viele Ballaststoffe. Sie werden sich nach dem Verzehr von vergleichsweise geringen Mengen an Früchten zufrieden fühlen. Dies wird Ihnen helfen, Ihr Verlangen nach Süßigkeiten zu bekämpfen.

Verarbeitete und schnelle Lebensmittel können Ihnen Lust auf mehr machen. Sie enthalten viele leere Kalorien. Der hohe Anteil an zugesetztem Zucker macht diese Lebensmittel schmackhaft und Sie wollen mehr essen. Das sind ungesunde Lebensmittel, und neben Kalorien erhalten Sie durch diese Lebensmittel auch viel schlechtes Cholesterin. Sie zu vermeiden ist der beste Weg, um das Verlangen zu unterdrücken. Je länger Sie sich von solchen Nahrungsmitteln fern halten, desto weniger Heißhunger haben Sie auf sie.

Hormonelle Unausgewogenheit

Leptin ist ein wichtiges Hormon in Ihrem Körper, das Sättigung hervorruft. Es sendet Signale an Ihr Gehirn, dass Sie genug gegessen haben und nicht mehr essen müssen. Eine Entzündung in den Fettzellen kann jedoch zu einer unregulierten Leptinfreisetzung führen. Dieses Phänomen kann eine Leptinresistenz auslösen, und Sie können auch nach dem Essen Heißhunger auf Nahrung haben. Der Verzehr von gesunden, entzündungshemmenden Nahrungsmitteln und die

Aufrechterhaltung eines gesunden Lebensstils können Ihnen helfen, mit diesem Problem umzugehen.

Stress

Stress ist eine der Hauptursachen für das Verlangen nach Nahrung. Manche Menschen versuchen, in Stresssituationen Trost im Essen zu finden. Andere behandeln Essen fälschlicherweise als Lösung für ihre Depression. Das ist falsch, und es ist sehr wichtig, aus dieser Situation herauszukommen. Das Ignorieren solcher Heißhungerattacken kann zu einer ernsthaften Gewichtszunahme führen. Essen kann keine Lösung für Ihre emotionalen Probleme sein. Im Gegenteil, es wird die emotionalen Probleme auf mehr als eine Weise verschlimmern. Hilfe vom Experten zu bekommen ist der beste Weg, um aus dem Stress herauszukommen, da Essen nicht die Lösung sein kann.

Gesunde Lebensmittel sind der beste Weg, um mit dem Heißhunger umzugehen. Wenn Sie sich nach bestimmten Lebensmitteln sehnen, dann versuchen Sie, diese durch ähnliche, aber gesunde Dinge zu ersetzen.

Einige Dinge, nach denen sich die meisten Menschen sehnen, sind:

1. Schokolade: Schokolade steht ganz oben auf der Liste, wenn es um Lebensmittel geht, die Heißhunger verursachen. Magnesiummangel in Ihrem Körper kann zu Heißhunger auf Schokolade führen, da sie reich an Magnesium ist. Es gibt jedoch auch viele andere gesunde Lebensmittel, die reich an Magnesium sind, wie Avocados und Mandeln. Sie sollten sich für sie anstelle von Schokolade entscheiden, wenn Sie das Verlangen danach verspüren.

2. Kartoffelchips: Das Verlangen nach Kartoffelchips kann ziemlich stark sein, aber es ist jedoch ungesund. Sie sind stark verarbeitet und bringen zu viel Salz in Ihren Körper. Sie sollten Nüsse anstelle von Chips essen. Sie enthalten nicht nur gesunde Fette, sondern sorgen auch dafür, dass Sie sich schnell satt fühlen.

3. Gebäck und Süßigkeiten: Diese enthalten viel raffinierten Zucker und sind sehr schlecht für Sie. Sie machen Lust auf mehr. Der beste Weg, das Verlangen nach diesen zu vermeiden, ist, sie durch Früchte wie Pfirsiche, Kirschen oder Melonen zu ersetzen. Getrocknete Früchte wie Pflaumen oder Rosinen sind auch ein sehr guter Ersatz für Süßigkeiten und Gebäck.

4. Soda und andere gesüßte Getränke: Soda und andere solche Getränke sind schlecht für die Gesundheit. Sie machen süchtig und machen Lust auf mehr. Sie liefern eine Menge unnötiger Kalorien, auch wenn sie als kalorienfreie Getränke beworben werden. Der beste Weg, mit dem Verlangen nach solchen Getränken umzugehen, ist, sie durch frisches Kalkwasser oder ungesüßten Tee oder Kaffee zu ersetzen.

Die beste Methode zur Verringerung von Heißhunger und Überernährung

Viel Wasser trinken

Wenn Sie sich nach etwas sehnen, wird Ihnen das Trinkwasser sehr helfen. Wasser macht satt und stillt die Gelüste. Es ist ein kalorienfreies Getränk und versorgt Sie mit Feuchtigkeit. Sie können Wasser trinken, ohne Angst haben zu müssen, sich mit zusätzlichen Kalorien zu belasten. Viel Wasser zu trinken senkt nicht nur Ihren Appetit, sondern hilft auch beim Abnehmen. Sie schlagen also zwei Fliegen mit einer Klappe, indem Sie viel Wasser trinken, wenn Sie das Verlangen nach Essen verspüren. Erstens werden Sie Ihren Hunger unterdrücken und zweitens werden Sie Ihre Ruheenergieausgaben erhöhen. Das verbraucht Kalorien und hilft bei der schnelleren Gewichtsabnahme.

Essen Sie eine proteinreiche Diät

Eine eiweißreiche Ernährung ist bekannt dafür, dass sie das Verlangen nach Nahrung deutlich reduziert. Man fühlt sich länger satt und hat kein Verlangen nach Essen. Eine proteinreiche Ernährung hilft Ihnen auch beim Muskelaufbau, was wichtig ist, während Sie versuchen, Gewicht zu verlieren, da der Verlust von Muskelmasse während der Gewichtsabnahme höher ist.

Ablenkung erzeugen

Essen kann verlockend sein, besonders das, wonach man sich sehnt. Der beste Weg, dem Verlangen zu entgehen, ist, sich von solchen Nahrungsmitteln fernzuhalten. Wenn Sie sich versucht fühlen, etwas zu essen, dann ist eine Ablenkung der beste Weg, um sich davon abzuhalten, es zu essen. Ein schneller Spaziergang oder eine andere körperliche Aktivität ist ein guter Weg, um solche Gelüste zu vermeiden. Auch das Kauen von Kaugummi oder der Verzehr von kalorienarmen Nahrungsmitteln wie Gemüse kann Ihnen helfen, den Drang zu zügeln.

Planen Sie Ihre Mahlzeiten im Voraus

Planung ist der Schlüssel zu einem gesunden Leben. Wenn Sie sich für gesunde Lebensmittel entscheiden wollen, dann ist es am besten, im Voraus zu planen. Auf diese Weise bleiben Sie der Versuchung fern, sich für Fastfood oder verarbeitete Mahlzeiten zu entscheiden. Solche Lebensmittel werden nur das Verlangen nach mehr erzeugen und leere Kalorien in Ihrem System abladen. Wenn möglich, planen Sie Ihre Mahlzeiten im Voraus. Bereiten Sie gesunde Mahlzeiten zu und füllen Sie Ihren Kühlschrank mit Obst und Gemüse. Auf diese Weise können Sie der Versuchung widerstehen, die Abkürzungen wie Fast Food zu wählen. Geplantes Essen ist nahrhaft und hilft, den Drang nach mehr Essen zu unterdrücken.

Vermeiden Sie es, lange hungrig zu bleiben

Sie sollten gesunde Pausen zwischen den Mahlzeiten einhalten, aber nie lange hungern. Wenn Sie lange hungern, beginnt Ihr Körper, nach schneller Energie zu suchen. Wenn Sie in geplanten Zeitabständen essen, bleiben Sie satt, und Sie können Heißhungerattacken und Hungergefühle leicht vermeiden. Letztlich bleiben Sie satter und essen gesünder.

Stress vermeiden

Spannung kann starke Gelüste verursachen. Zusätzlich beginnt Ihr Körper bei Stress Cortisol freizusetzen, was zu einer Gewichtszunahme führen kann. Unter Stress greifen die Menschen zur Ess-Sucht und geben dem Verlangen nach. Der beste Weg, mit diesem Problem umzugehen, ist, Stress zu vermeiden. Nehmen Sie an gesunden Aktivitäten teil, wie z.B. am Umgang mit Freunden und Familie, an Spielen im Freien oder an anderen Freizeitaktivitäten. Das senkt Ihre Stresshormone, und Ihr Verlangen nach Essen geht zurück.

Achtsames Essen ist der Schlüssel

Die meisten von uns schenken dem Essen keine große Aufmerksamkeit. Es ist ein wichtiger Teil unseres Lebens und braucht unsere gebührende Aufmerksamkeit. Achtsames Essen hilft uns, kontrolliert zu essen. Wir verstehen auch die positiven und negativen Aspekte der Nahrung, die wir essen, und können ungesunde Nahrungsmittel leicht vermeiden. Es ist der beste Weg, impulsives Essen zu vermeiden. Halten Sie sich während des

Essens vom Fernseher oder Ihrem Smartphone fern. Essen Sie nicht, während Sie an Ihrem Laptop arbeiten oder mit jemandem sprechen, da Sie die Menge der Nahrung nicht beurteilen können. Wenn Sie bewusst essen, können Sie die Sättigung besser beurteilen.

Langsam essen

Wenn Sie hungrig sind, setzt Ihr Darm das Ghrelin-Hormon frei. Dieses Hormon signalisiert Ihrem Gehirn, dass es den Hunger herbeiführen soll. Wenn Sie essen, sinkt der Ghrelinspiegel und der Leptinspiegel steigt. Das Leptin-Hormon signalisiert Ihrem Gehirn, dass Sie sich zufrieden fühlen. Wenn Sie jedoch sehr schnell essen, können Ihre Leptinspiegel Ihrem Gehirn keine richtigen Signale geben. Die Wahrscheinlichkeit einer Überernährung steigt unter solchen Umständen. Wenn Sie langsam essen, hat Ihr Körper genü gend Zeit, um Sättigung zu spüren, und Sie können eine Überernährung leicht vermeiden.

Essen Sie nicht weiter, bis Sie sich satt fühlen. Es kann einige Zeit dauern, bis das Leptin-Hormon Ihrem Gehirn vollständig signalisiert, dass Sie satt sind. Hören Sie auf zu essen, wenn Sie sich etwas satt fühlen, denn nach einiger Zeit werden Sie sich vollständig satt fühlen. Ihr Körper braucht einige Zeit, um die gesamte Menge an Nahrung, die Sie gegessen haben, zu verarbeiten, und deshalb setzen die Signale etwas verspätet ein.

Schlaf ist wichtig

Schlafentzug kann einen starken Drang zum Essen erzeugen. Richtiger Schlaf ist nicht nur für Ihren Körper, sondern auch für Ihre Appetitsensoren wichtig. Wenn Sie gut schlafen, werden Sie sich weniger hungrig fühlen und Ihre Mahlzeiten auf gesunde Weise einnehmen können. Guter Schlaf hilft auch bei der richtigen Gewichtsabnahme, da die Freisetzung des menschlichen

Wachstumshormons (HGH) am stärksten ist, wenn Sie schlafen. Es ist eines der stärksten Hormone für die Fettverbrennung. Sie können im Schlaf mehr Fett verbrennen, als Sie sich vorstellen können.

Gesunde Mahlzeiten essen

Mahlzeiten, die mit leeren Kalorien gestapelt sind, machen nicht nur Lust auf mehr, sondern häufen auch Gewicht an. Eine ausgewogene Mahlzeit mit allen Makronährstoffen wird Ihnen helfen, Ihren Körper gesund zu erhalten und den Versuchungen zu entgehen. Ihre Mahlzeiten müssen ein gesundes Gleichgewicht von guten Kohlenhydraten, Eiweiß und gesunden Fetten aufweisen. Solche Mahlzeiten helfen Ihnen dabei, lange zufrieden zu bleiben. Nehmen Sie so viele Ballaststoffe wie möglich in Ihre Mahlzeiten auf. Ballaststoffe fördern Ihre Verdauung und halten Ihren Magen lange voll. Vollkorngetreide und Gemüse sind eine gute Quelle für Ballaststoffe. Wenn Sie Früchte lieben, versuchen Sie, sie in ihrem natürlichen Zustand zu essen, anstatt sie zu entsaften. Ganze Früchte enthalten viele Ballaststoffe, die gut für Sie sind.

Essen Sie, bevor Sie ausgehen

Sie können praktisch keine Kontrolle über die Lebensmittel haben, die Sie außerhalb des Hauses essen. Auf nüchternen Magen auszugehen ist eine schlechte Idee, da Sie in Versuchung geraten werden, zu essen. Auf diese Weise werden Sie am Ende ungesunde Dinge essen und sich nach mehr sehnen. Wenn Sie solchen Versuchungen ausweichen wollen, dann essen Sie immer, bevor Sie das Haus verlassen. Auch wenn Sie zum Einkaufen gehen, gehen Sie nie auf nüchternen Magen. Ein leerer Magen wird Sie dazu verleiten, Dinge zu kaufen, die für Sie ungesund sind. Sie werden viel klügere Entscheidungen über das Essen treffen, wenn Sie sich nicht sofort in Versuchung bringen, etwas zu essen.

Gewichtsverlust ist ein langfristiger Prozess. Es kann nicht über Nacht geschehen. Selbst wenn Sie schnell eine signifikante Gewichtsabnahme erreichen, wird es sehr schwierig sein, diesen Erfolg aufrechtzuerhalten. Die beste Möglichkeit, Gewicht zu verlieren und erfolgreich zu halten, besteht darin, gesunde Lebensmittel zu wählen, Heißhunger zu vermeiden und sich übermäßig zu ernähren.

Es ist ein Prozess, der Zeit, Geduld und Training erfordert. Es ist jedoch ein sehr nachhaltiger Prozess, da nichts für Sie tabu ist. Sie können ab und zu alles essen, was Sie sich wünschen. Diese Freiheit befreit Sie vollständig und Sie werden weniger anfällig dafür, verführerischen Nahrungsmitteln nachzugeben. Das hilft Ihnen auch bei der Ausübung von Binge Eating Phasen.

Sie müssen nur ein wenig Geduld haben und sich Ihr Essen genauer ansehen. Sehen Sie das Essen nicht als Ihren Feind, sondern betrachten Sie es als Partner bei Ihrer Gewichtsabnahme. Diese Sichtweise wird Ihnen sehr helfen, das Verlangen nach bestimmten Lebensmitteln zu unterdrücken.

Kapitel 5: Verringerung der Zuckeraufnahme - der wichtigste Schritt zur Gewichtsabnahme

Wenn es um Gewichtsverlust geht, kann nichts schädlicher sein als zugesetzter Zucker. Tatsächlich ist raffinierter Zucker die häufigste Ursache für Krankheiten in unserem Körper. Er führt zu Fettleibigkeit und allen anderen damit verbundenen Problemen wie Diabetes, Fettleber und Bluthochdruck.

Ein durchschnittlicher Amerikaner konsumiert jedes Jahr mehr als 145 Pfund Zuckerzusatz. Dabei wird die Menge an verstecktem Zucker, die man durch Brot, Kekse, Getreide, Cracker, Wein, Getränke und verarbeitete Lebensmittel konsumiert, nicht berücksichtigt.

Raffinierter Zucker erhöht Ihren Insulinspiegel. Dies ist ein Hormon, das Sie nicht in hohen Mengen in Ihrem Blut haben sollten, wenn Sie ernsthaft abnehmen wollen. Insulin hemmt die Freisetzung von fettspaltenden Hormonen. Mehrere fettverbrennende Hormone wie Adrenalin und HGH können nicht produziert werden, wenn Sie frei fließendes Insulin in Ihrem Blut haben.

Wenn Ihr Blutkreislauf eine hohe Menge an Insulin enthält, dann konzentrieren sich Ihre Fettspeicher nur auf die Fettspeicherung. Die Hauptarbeit des Insulins besteht darin, Ihre Körperzellen bei der Aufnahme von Glukose zu unterstützen. Sobald der Bedarf an leicht verfügbarer Glukose im Blutkreislauf vorbei ist, beginnt das Insulin, zusätzliche Energie in Form von Glykogen und dann als Fett zu speichern. Eine hohe Insulinausschüttung kann auch zu einer Insulinresistenz führen. Dies ist ein Zustand, in dem Ihre Zellen nicht mehr bereitwillig auf Insulin reagieren und Ihre

Bauchspeicheldrüse immer mehr Insulin abpumpen muss. Diese Insulinresistenz führt sogar zu Typ-2-Diabetes.

Ihr Bauchfett nimmt weiter zu, und Sie nehmen mehr Gewicht zu, wenn der Insulinspiegel hoch bleibt. Der häufigste Grund für solche Insulinausschüttungen ist Zucker.

Raffinierter Zucker ist ein großes Problem, da Ihr Körper ihn nicht direkt verarbeiten kann. Der in Früchten enthaltene Zucker ist Fruktose und Ihr Körper kann ihn leicht verarbeiten. Milch und Milchprodukte enthalten Zucker in Form von Laktose, und Ihr Körper kann auch diesen Zucker verarbeiten. Aber der raffinierte Zucker ist Saccharose, und Ihr Körper kann ihn nicht leicht verarbeiten. Er führt zu einem plötzlichen Anstieg des Energieniveaus und pumpt eine Menge leerer Kalorien.

Der beste Weg, Gewicht zu verlieren, ist die Entfernung von raffiniertem oder zugesetztem Zucker aus der täglichen Ernährung. Es ist zwar eine schwierige Sache, wenn Sie sich zu sehr auf verarbeitete Lebensmittel verlassen, aber dann wird auch das Abnehmen für Sie sehr schwierig werden. Wenn Sie auf Vollwertnahrung und natürliche Lebensmittel umsteigen, wird es leicht, die Zuckerabhängigkeit zu reduzieren.

Einige wirksame Wege zur Reduzierung der Zuckeraufnahme

Lesen Sie die Etiketten sorgfältig

Die vollständige Vermeidung von verarbeiteten Lebensmitteln kann für viele eine sehr schwierige und unpraktische Entscheidung sein. Sie können jedoch trotzdem versuchen, Zucker so weit wie möglich zu vermeiden. Lesen Sie beim Kauf eines Lebensmittels die Etiketten sorgfältig durch und achten Sie auf die Menge des in diesem Lebensmittel enthaltenen Zuckers. Die

Zutaten sind in der Reihenfolge ihrer Menge aufgeführt. Wenn der Zucker in der obersten Reihenfolge aufgeführt ist, ist es am besten, diesen Artikel zu vermeiden. Zucker kann mit verschiedenen Namen wie zugesetzter Zucker, Naturzucker, Sirup, Fruktose und anderen solchen Namen aufgeführt werden. Lassen Sie sich nicht irreführen und schauen Sie genau hin. Wenn er in der mittleren Reihenfolge oder in den unteren Rängen aufgeführt ist, dann ist dieser Lebensmittelartikel sicherer zu verzehren.

Nehmen Sie mehr Vollwertkost in Ihre Ernährung auf

Ganze Lebensmittel wie Obst, Gemüse und Vollkorn enthalten natürlichen Zucker und sind sehr gesund. Wenn Sie Vollwertnahrungsmittel in Ihre Ernährung aufnehmen, wird Ihre Abhängigkeit oder Ihr Verlangen nach zugesetztem Zucker zurückgehen. Vollkost enthält auch viele Ballaststoffe und Zucker, was die Verdauung fördert und dafür sorgt, dass Sie sich länger satt fühlen.

Gesüßte Getränke vermeiden

Gesüßte Getränke pumpen eine Menge Zucker in Ihr System. Sie würden nicht einmal die Menge an Zucker erkennen, die Sie allein durch das Trinken von zwei Dosen Soda konsumieren können. Alkohol wird eine Menge Zucker in Ihr System laden. Selbst gesüßter Kaffee oder Tee enthält viel Zucker. Das Energie- oder Gesundheitsgetränk, das Sie frei trinken, enthält ebenfalls viel raffinierten Zucker. Es passiert schnell, viel Zucker zu trinken, ohne dass man es merkt. Die beste Art, dies zu vermeiden, ist das Trinken von ungesüßten Getränken. Ungesüßte frische Limone oder schwarzer Tee und Kaffee ohne Zucker sind großartig, wenn Sie etwas trinken möchten.

Lassen Sie sich nicht von der Marke der natürlichen Süßstoffe mitreißen

Sie werden dem Verlangen nach Zucker erst dann entfliehen können, wenn Sie lernen, Zucker aus Ihrer täglichen Ernährung zu streichen. Natürliche Süßstoffe sind nur eine Ausrede und sollten vermieden werden. Die ersten paar Tage sind hart und Sie werden einen starken Drang verspüren, Zucker zu essen, aber mit der Zeit werden Sie weniger geneigt sein, ihn zu konsumieren. Menschen, die einfach glauben, dass die Umstellung auf Dinge, die natürliche Süßstoffe enthalten, eine bessere Option ist, essen am Ende mehr Zucker als nötig. Es so weit wie möglich zu vermeiden, ist die sicherste Option. Essen Sie frische Früchte, wenn Sie den Drang dazu verspüren.

Erhöhen Sie Ihre Proteinaufnahme

Eiweiß in der Nahrung ist sehr zufriedenstellend und gesund. Es hilft Ihnen, sich lange satt zu fühlen, und leitet Sie im Kampf gegen das Verlangen an. Eine eiweißreiche Ernährung hält lange an, so dass Sie das Verlangen nach Zucker nicht so leicht verspüren. Wenn Sie das Bedürfnis haben, zwischendurch etwas zu essen, ist das Knabbern von Nüssen eine bessere Option als die Suche nach Süßigkeiten und Schokoriegeln.

Gesunde Fette in Ihrer Ernährung erhöhen

Lebensmittel, die gesunde Fette enthalten, sind großartig. Sie halten Sie satt und erhöhen den Insulinspiegel nicht. Wenn Sie sich für gesunde Fette entscheiden, achten Sie darauf, dass Sie sich mehr auf Vollwertnahrungsmittel als auf Öle verlassen. Vollwertige Lebensmittel liefern Ihnen neben Fetten auch Ballaststoffe und andere Nährstoffe und helfen Ihnen auf ganzer Linie. Eine fettreiche Ernährung hilft Ihnen auch, das Verlangen nach Süßigkeiten zu zügeln.

Versuchung vermeiden

Der beste Weg, versehentlich auf zuckerhaltige Lebensmittel zu stoßen, ist, sie zumindest zu Hause außer Sichtweite zu lassen. Wenn Sie Schokolade und Süßigkeiten zu Hause haben, besteht die Chance, dass Sie sie in schwachen Momenten essen. Der beste Weg ist, sie loszuwerden. Je weniger Sie sie sehen, desto weniger geneigt werden Sie sein, sie zu essen.

Benutzen Sie keinen Zucker als Fluchtpolster

Zuckerhaltige Lebensmittel führen dazu, dass sich die Menschen entspannt fühlen. Deshalb neigen Menschen dazu, Süßigkeiten zu essen, um ihren Stresspegel zu senken. Dies ist ein oberflächlicher Weg, um Stress entgegenzuwirken. Wenn Stress ein Problem für Sie ist, dann sollten Sie sich verlässlicheren Beschäftigungen wie Sport, Spielen und anderen vergnüglichen Aktivitäten widmen. Zuckerzusatz wird ein Problem bleiben, wenn Sie nicht damit umgehen können, es ist Zeit. Die beste Art und Weise, Gewicht zu verlieren, ist eine gesunde Art und Weise, zu lernen, Zucker endgültig loszuwerden.

Kapitel 6: Natürliche Nahrungsmittel zur leichten Gewichtsabnahme

Wir sind vielleicht nicht die älteste oder die primitivste Spezies auf dieser Erde, aber wir haben eine ziemlich lange Zeit durch dick und dünn überlebt. Die menschliche Rasse hat die "Schwarze Pest", Überschwemmungen und Hungersnöte, tödliche Krankheiten und eine Zeit, in der es keine Heilung gab, überlebt. Wir haben eine große Anzahl von Problemen im Zusammenhang mit dem Überleben erlitten, durch die wir segelten, aber Fettleibigkeit gehörte nie dazu. Dennoch stehen wir heute in dieser modernen Welt, unterstützt durch den ganzen medizinischen Fortschritt, einer Adipositas-Epidemie gegenüber und kämpfen darum, einen Ausweg zu finden.

Gegenwärtig sind 1,6 Milliarden Menschen auf der ganzen Welt entweder fettleibig oder übergewichtig, und das bei einer Bevölkerung von 7 Milliarden. Es ist das schwindelerregende Viertel der Menschheit, das von Gewichtsproblemen betroffen ist. Noch nie in der Geschichte war die gesamte Menschheit von einem solchen Problem betroffen. Wir alle wissen das, und trotz aller modernen medizinischen Ressourcen, die uns zur Verfügung stehen, sind wir nicht in der Lage, etwas dagegen zu tun.

Ist es einfach ein Zufall, dass die Menschheit jetzt mit dem Problem der Fettleibigkeit konfrontiert ist? Aller Wahrscheinlichkeit nach kann es kein Zufall sein. Fettleibigkeit ist eine direkte Folge unserer schlechten Nahrungswahl, der übermäßigen Abhängigkeit zu verarbeiteten Lebensmitteln und ungesunder Lebensgewohnheiten. Daher liegt die Lösung auch in der Korrektur desselben.

Der größte Grund für die Adipositas-Epidemie ist die übermäßige Abhängigkeit von verarbeiteten Lebensmitteln. Früher war unsere Nahrung einfach und unkompliziert. Wir aßen Lebensmittel, die ihrer natürlichen Form so nahe wie möglich kamen. Es war unverfälscht und unverarbeitet. Heute essen wir hochgradig verarbeitete Lebensmittel, die mit künstlichen Süßungsmitteln und Fetten verfälscht sind. Das macht uns fett und krank. Die Lösung des Problems liegt in der Korrektur unserer Lebensmittelwahl und der Rückkehr zu natürlichen Lebensmitteln.

Natürliche Lebensmittel können uns helfen, unser Gewicht in Schach zu halten und zu reduzieren. Wir konsumieren sie seit Tausenden von Jahren sicher und ohne Probleme mit dem Übergewicht. Natürliche Lebensmittel sind mit zahlreichen Vorteilen ausgestattet, die uns helfen, fit zu bleiben.

Einige der Vorteile des Verzehrs natürlicher Lebensmittel

Vollgepackt mit Nährstoffen

Natürliche Lebensmittel sind vollgepackt mit Nährstoffen und können uns bei der Gewichtsabnahme helfen. Lebensmittel in ihrer natürlichen Form sind sowohl mit Makronährstoffen als auch mit Mikronährstoffen beladen. Bei der Verarbeitung der Nahrung werden die Mikronährstoffe in der Nahrung abgebaut. Ohne die richtigen Mikronährstoffe verliert das Essen seine gesundheitlichen Vorteile. Eine Nahrung mit geringem Gehalt an Mikronährstoffen ist weniger erfüllend und führt somit zu einer Überernährung. Der Verzehr natürlicher Lebensmittel wie ganze Früchte, Gemüse und Vollkorn kann Ihnen helfen, die Mikronährstoffe und das Spurenmaterial zu erhalten.

Intakter Proteingehalt

Stark verarbeitete Lebensmittel verlieren ihren Proteingehalt. Entweder wird der Proteingehalt bei der Verarbeitung erodiert oder er wird sehr schwer verdaulich. Mehrere Studien haben gezeigt, dass die Verarbeitung von Lebensmitteln mehrere essentielle Aminosäuren wie Lysin, Tryptophan, Methionin und Cystein für den Körper weniger verfügbar macht. Der Zucker und die Fette in der verarbeiteten Nahrung reagieren mit dem Protein und machen es für die menschliche Verdauung komplex. Auf der anderen Seite ist natürliche eiweißreiche Nahrung reich an Eiweiß und kalorienarm, was sie für die Gewichtsabnahme besser geeignet macht.

Hohe Menge an Ballaststoffen

Fasern sind eines der wichtigsten Dinge, die beim Abnehmen helfen. Sie unterstützen Ihre Verdauung und regulieren Ihren Appetit. Natürliche Lebensmittel enthalten im Vergleich zu verarbeiteten Lebensmitteln viele Ballaststoffe. Das macht Naturkost zu einer guten Wahl für eine einfache Gewichtsabnahme.

Natürliche Lebensmittel erhöhen Ihre Essenszeit

Lebensmittel in ihrer natürlichen Form sind ballaststoffreicher und benötigen mehr Zeit zum Essen. Man muss sie mehr kauen, womit die Essenszeit steigt. Wir wissen, dass wir umso mehr zu essen bekommen, je länger wir uns mit dem Essen beschäftigen. Leptin, unser Sättigungshormon, wird in der Lage sein, die Sättigung des Gehirns auszulösen. Dadurch wird das Risiko einer Überernährung negiert. Verarbeitete Lebensmittel sind dagegen leicht zu essen, man kann sie also leicht überessen. Dies führt zu einer unnötigen Anhäufung von Kalorien.

Echte Lebensmittel sind vollgepackt mit Polyphenolen

Das Polyphenol in pflanzlichen Lebensmitteln ist eine reiche Quelle von Antioxidantien. Sie helfen Ihnen bei der Bekämpfung von Entzündungen und helfen auch bei der Gewichtsabnahme. Mehrere Flavonoide in den echten Nahrungsmitteln geben den Fettverbrennungshormonen einen echten Schub, und die Gewichtsabnahme wird leicht.

Kein raffinierter Zucker in natürlichen Nahrungsmitteln

Raffinierter Zucker ist die Ursache dieser Adipositas-Epidemie. Natürliche Vollwertnahrungsmittel können einen gewissen natürlichen Zucker enthalten, der jedoch völlig harmlos ist; sie enthalten jedoch keinen raffinierten Zucker. Dadurch eignen sich natürliche Lebensmittel am besten zur Gewichtsabnahme.

Raffinierter Zucker fügt nur leere Kalorien hinzu und macht Platz für Heißhunger. Je mehr natürliche Lebensmittel Sie konsumieren, desto größer ist die Wahrscheinlichkeit, dass Sie von Heißhunger verschont bleiben.

Null künstliche Transfette

Künstliches Transfett ist eines der gefährlichsten Geschenke der verarbeiteten Lebensmittelindustrie. Es wurde entwickelt, um die Haltbarkeit von Lebensmittelprodukten zu erhöhen, und es unterstützt direkt die Gewichts- und Bauchfettzunahme. Experimente haben gezeigt, dass Tiere, die Transfett einnahmen, viel schneller an Bauchfett zunahmen. Künstliche Transfette führen auch zu verschiedenen Komplikationen wie Typ-2-Diabetes, Herzkrankheiten und anderen Störungen. Natürliche Lebensmittel haben keine Transfette; sie sind völlig sicher. Verarbeitete Lebensmittel hingegen können als fettfrei verkauft werden, doch die darin verwendeten Öle entwickeln die negativen Eigenschaften.

Natürliche Lebensmittel sind voluminös, aber kalorienarm

Das Beste an natürlichen Nahrungsmitteln ist, dass man sie nach Herzenslust essen kann, ohne sich um den Kalorienvorrat zu kümmern. Natürliche Lebensmittel mögen zwar mengenmäßig mehr erscheinen, sind aber kalorienarm. Dagegen sind verarbeitete Lebensmittel reich an zugesetztem Zucker und liefern daher auch in kleinen Portionen mehr Kalorien. Sie nehmen schon durch den Verzehr kleiner Mengen verarbeiteter Lebensmittel an Gewicht zu.

Natürliche Lebensmittel sind nahrhaft, gesund und helfen bei der Gewichtsabnahme. Sie fügen Ihrem System keine leeren Kalorien hinzu und erfordern eine hohe Stoffwechselrate, um sie zu verbrennen. Dies ist die richtige Wahl für die Gewichtsabnahme. Wenn Sie wirklich ernsthaft abnehmen wollen, dann sollten Sie verarbeitete Lebensmittel weglassen und nicht die Kalorien in der Nahrung zählen. Es ist nicht die Menge der Nahrung, sondern die Qualität der Ernährung, die bei der Gewichtsabnahme mehr zählt.

Kapitel 7: Plan für natürliche Nahrungsmittel zur Gewichtsabnahme

Die Verzweiflung, Gewicht zu verlieren, hat eine Form von Panik angenommen. Die Menschen scheinen es eilig zu haben, schnell abzunehmen und sind bereit, dafür jeden Trick anzuwenden. Dies gibt der Gewichtsabnahmeindustrie die einmalige Gelegenheit, die Menschen in dem Glauben zu täuschen, dass sie durch Tricks abnehmen können.

Es gibt einige wichtige Dinge, die man sich merken muss, wenn man wirklich abnehmen will.

- Gewichtsabnahme ist sehr einfach. Es ist keine Herkulesaufgabe. Sie können Gewicht effektiv reduzieren, wenn Sie sich mit Herz und Verstand anstrengen.
- Halten Sie Ihren Energieverbrauch niedrig und versuchen Sie, mehr Kalorien zu verbrennen.
- Achten Sie mehr auf die Qualität der Nahrung als auf die Menge, da es Ihr Körper ist, der diese Nahrung später verarbeiten muss.
- Laufen Sie nicht dem Geschmack hinterher und entscheiden Sie sich für eine gesunde Lebensmittelauswahl.
- Eine ausgewogene Aufnahme der Makronährstoffe ist sehr wichtig. Sie müssen gute Nahrungsmittel wählen, um die Makronährstoffe zu erhalten.

Die 3 wichtigsten Makronährstoffe

Kohlenhydrate
Wählen Sie unraffinierte komplexe Kohlenhydrate

Vollkorn ist am besten, wenn es um den Verzehr von unraffinierten komplexen Kohlenhydraten geht. Sie sind voll mit Ballaststoffen und liefern neben Energie auch viele essentielle Spurenelemente. Kohlenhydrate ganz aus der Ernährung zu vernachlässigen, ist auf lange Sicht keine gesunde Politik.

Einige Lebensmittelexperten kategorisieren Kohlenhydrate als das Hauptübel und die Ursache von Gewichtsproblemen. Das ist nicht ganz richtig. Die Quelle der Kohlenhydrate ist das Hauptproblem. Wenn Sie Ihre Kohlenhydrate aus raffiniertem Mehl, Zucker und anderen solchen Dingen gewinnen, dann ist das definitiv schlecht. Allerdings sind Kohlenhydrate, die aus Vollkorn gewonnen werden, nicht nur gut, sondern auch essentiell.

Vollkorn, stärkehaltiges Gemüse, Hülsenfrüchte, Obst und Milchprodukte liefern Ihnen viele Kohlenhydrate. Neben den Kohlenhydraten erhalten Sie auch Ballaststoffe, essentielle Spurenelemente und Vitamine. Diese Makro- und Mikronährstoffe sind sehr wichtig für Ihre Gesundheit. Sie sollten jedoch daran denken, dass Kohlenhydrate eine einfache Energiequelle für Ihren Körper sind. Ihr Körper liebt es, mit Kohlenhydratbrennstoffen zu laufen, und solange er sich mit Kohlenhydraten versorgt, wird er nicht auf die Fettverbrennung umsteigen. Daher sollte der Kohlenhydratverbrauch nicht hoch sein. Sie sollten Kohlenhydrate in Maßen essen.

Grünes Blattgemüse und Kreuzblütler sind hier eine Ausnahme. Sie können sie in unbegrenzter Menge essen. Gemüse ist voluminös und bietet sehr wenig Kalorien. Sie fügen Ihrem Darm viele gesunde Ballaststoffe hinzu und sind reich an Vitaminen und Mineralien. Sie müssen täglich mindestens 5-7 Tassen Gemüse essen.

Ganze Früchte sind auch sehr gut. Sie enthalten viele Vitamine und Mineralstoffe, die für Ihre Gesundheit wichtig sind. Ein nährstoffarmer Körper kann niemals ein gesunder Körper sein. Sie würden die richtige Mischung aus Vitaminen und Mineralien aus natürlichen Quellen benötigen, und dafür sind Früchte hervorragend geeignet. Sie sind süß und schmackhaft. Sie machen das Essen köstlich. Sie helfen Ihnen, sich von künstlichen Süßungsmitteln fernzuhalten und verursachen keinen Heißhunger.

Milchprodukte sind ebenfalls unverzichtbar, und sie liefern auch Vitamine und Mineralien. Sie können Milchprodukte in moderaten Mengen konsumieren.

Protein

Eiweiß ist für Ihr Wachstum unerlässlich. Eine Gewichtsabnahme kann auch zu einem Muskelabbau führen, da der Körper bei Erschöpfung der Energiespeicher zuerst beginnt, Muskeln zu verbrauchen. Die Zufuhr von Proteinen ist wichtig, um den Verlust an Muskelmasse auszugleichen. Sie können pflanzliches und tierisches Eiweiß essen. Beide sind gut für Sie und haben ihre positiven Auswirkungen.

Tierische Proteine sind die überlegene Proteinquelle. Fisch, weißes Geflügelfleisch und mageres Fleisch sind die besten, wenn es um tierisches Eiweiß geht.

Fisch

Wild gefangene Salzwasserfische wie Lachs, Sardine, Hering, Makrele und Forelle gehören zu den am besten verzehrbaren Fischen. Sie sind reich an Proteinen und Omega-3-Fettsäuren. Sie versorgen Sie mit viel Eiweiß und helfen auch beim Abnehmen. Sie können aber auch andere Fische und Meeresfrüchte essen.

Frischer Fisch - nicht aus der Dose - ist unter allen Umständen der beste. Wenn Sie jedoch Fischkonserven kaufen möchten, sollten Sie sich für salzarme Sorten entscheiden.

Geflügel

Weißes Fleisch ist mager und man kann es frei essen. Hautloses Hühnerfleisch ist nicht nur schmackhaft, sondern auch gesund. Es enthält viel Eiweiß und ist leicht zu kochen.

Eier

Eier sind die besten, wenn es darum geht, Gewicht zu verlieren. Es enthält viel Eiweiß und Fett - eine perfekt ausgewogene Mischung, die für optimales Wachstum und Gewichtsverlust sorgt.
Mageres Fleisch

Wenn es um rotes Fleisch geht, muss man etwas vorsichtig sein. Die Gefahr des Überessens ist immer vorhanden. Denken Sie immer daran, dass Proteine ein wichtiger Bestandteil Ihrer täglichen Ernährung sein müssen, aber ein Überschuss an Protein würde auch eine Überlastung Ihres Körpers mit Kalorien bedeuten.

Proteine auf Pflanzenbasis

Es besteht kein Zweifel, dass Fleisch eine vergleichsweise reichhaltigere Proteinquelle ist. Pflanzliches Eiweiß hat jedoch seine eigenen, einzigartigen Vorteile. Pflanzliches Eiweiß, das aus Hülsenfrüchten und Linsen gewonnen wird, ist mit Phytonährstoffen und cholesterinsenkenden Fasern versetzt. Selbst wenn Sie sich also vegetarisch ernähren wollen, haben Sie viele Möglichkeiten, eine gesunde Dosis Protein zu erhalten.

Fett

Fett ist seit Jahrhunderten die Lieblingsspeise der Menschheit. Unser Körper bevorzugt Fett, da es eine reichhaltige und lang anhaltende Energiequelle ist, und das ist der Grund, warum unser Körper immer so sehr daran interessiert ist, Energie als viszerales Fett zu speichern. Gesunde Fette sind gut für Ihren Körper, da sie die geringste Menge an Insulinausschüttungen verursachen. Eine fettreiche Ernährung sorgt dafür, dass Ihr Körper schneller auf die Verbrennung des Fettbrennstoffs in Ihrem Körper umschaltet.

Sie können gesunde Fette aus fettem Fisch, Nüssen, Samen, Früchten wie Avocados, Käse, Eiern, Oliven usw. gewinnen.

Es ist immer am besten, minderwertige Fette wie hydrierte oder raffinierte Öle zu vermeiden. Versuchen Sie immer, die höchste Menge an Fetten über die Nahrung und nicht über das Öl zu konsumieren. Selbst Olivenöl in großen Mengen ist nicht gut. Wenn Sie fettreiche Lebensmittel konsumieren, nehmen Sie auch andere gesunde Dinge wie Ballaststoffe zu sich, die die Verdauung fördern.

Fettreiche Nahrung hält Sie lange satt und Ihre Nahrungsaufnahme geht zurück. Ihr Verlangen hat ein Ende, und Sie können ein besseres und zufriedeneres Leben führen.

Es gibt unbegrenztes Material, das überall verstreut ist, was die Anteile angeht, in denen Sie diese Makronährstoffe zu sich nehmen können. Mehrere Studien haben jedoch bewiesen, dass nicht die Menge der Nahrung, die Sie essen, für die Gewichtsabnahme entscheidend ist, sondern deren Qualität. Wenn Sie reichhaltige Qualitätsnahrung essen und sich damit zufrieden geben, wird Ihr Gewichtsverlust effektiver sein.

Der Schlüssel zu einer nachhaltigen Gewichtsabnahme ist eine ausgewogene Ernährung und ein positives Gefühl dabei. Je mehr Sie über Ihr Gewicht gestresst sind, desto langsamer wird Ihr Gewichtsverlust sein.

Kapitel 8: Einfache Ideen für Frühstück, Mittagessen und Abendessen

Rezepte für das Frühstück

Gemüse-Frittata

Ergibt 2 Portionen
Serviergröße: ½ Frittata

Zutaten:

- 1 Möhre, geschält und zerkleinert
- ½ Paprika, in dünne Scheiben geschnitten
- ½ Zwiebel, in dünne Scheiben geschnitten
- 5-6 Kirschtomaten, halbiert
- 2 Grünkohlblätter, entstielt und in dünne Scheiben geschnitten
- 5 Eier
- Schwarzer Pfeffer, frisch gemahlen
- Kokosnussöl zum Kochen

Kochanleitungen:

- Ofen auf 350ºF vorheizen.
- Gießen Sie etwas Kokosnussöl in eine 8-9 Zoll große, ofenfeste Pfanne. Stellen Sie sie auf mittlere Hitze.
- Sobald das Öl warm ist, geben Sie das gesamte in Scheiben geschnittene Gemüse in die Pfanne.
- Das Gemüse anbraten, bis es weich und braun ist.
- Während das Gemüse gekocht wird, verquirlen Sie die Eier in einer separaten Schüssel, bis sie schaumig sind. Frisch gemahlenen schwarzen Pfeffer würzen.

- Sobald das Gemüse weich und braun ist, die Eier langsam in die Pfanne geben.

- Die Hitze reduzieren und auf mittlerer bis niedriger Flamme 5-7 Minuten kochen lassen.

- Die Eier ohne Rühren kochen, bis sie in der Pfanne zu erstarren beginnen.

- Wenn sie fertig sind, geben Sie die Pfanne in den Ofen und backen Sie über 10 Minuten oder bis Sie eine goldbraune Schicht darauf bemerken.

- Nehmen Sie die Pfanne aus dem Ofen und schneiden Sie die Frittata zum Servieren in Scheiben.

Süßkartoffelröschen und Eier

Ergibt 2 Portionen
Portionsgröße: 2 Eier mit Süßkartoffelröschen

Zutaten:

- 1 große Süßkartoffel, geschält und zerkleinert
- 4 große Eier
- ¼ Teelöffel Zwiebelpulver
- ¼ Teelöffel Knoblauchpulver
- ½ Teelöffel Meersalz
- ½ Teelöffel getrocknete Petersilie
- ½ Teelöffel schwarzer Pfeffer, frisch gemahlen
- Kokosnussöl zum Kochen

Kochanleitungen:

- Mischen Sie die zerkleinerte Süßkartoffel mit den Gewürzen in einer großen Schüssel.

- Geben Sie etwas Kokosnussöl in eine große Pfanne und bringen Sie sie auf mittlere bis hohe Hitze.
- Geben Sie das Haschisch in die Pfanne und schwenken Sie es für eine kurze Zeit.
- Den Deckel abdecken und auf mittlere Hitze stellen.
- Lassen Sie die Süßkartoffeln mindestens 5-7 Minuten kochen. Immer wieder umrühren, um ein Anbrennen zu vermeiden.
- Die Süßkartoffelröschen auf zwei Tellern anrichten.
- Die Eier nach Belieben kochen.
- Genießen Sie ein schmackhaftes Frühstück mit Süßkartoffelröschen und Eiern.

Heiße Kürbis-Plätzchen

Ergibt 8 Portionen
Serviergröße: 2 Patties

Zutaten:

- 4 Tassen Kürbis, gut püriert
- ½ Tasse Grünkohl, gehackt
- ½ Tasse Mandelmehl
- 1 Esslöffel Sesamkörner
- 1 Esslöffel Chiasamen
- 1 Teelöffel Salz
- 1 Teelöffel Pfeffer
- 1 Teelöffel zerdrückter roter Pfeffer
- 1 Teelöffel Kurkuma
- ½ Teelöffel Kreuzkümmel
- 2 Eier, leicht geschlagen
- Kokosnussöl zum Kochen

Kochanleitungen:

- Ofen auf 350ºF vorheizen.
- Etwas Kokosnussöl in eine große Pfanne gießen und auf mittlere bis hohe Hitze bringen.
- Den gehackten Grünkohl hinzufügen, bis er knusprig wird.
- Nehmen Sie eine große Schüssel und gießen Sie das Kürbispüree hinein.
- Geben Sie die Kerne zusammen mit den gemahlenen Gewürzen in die Schüssel.
- Die Eier und den gekochten Grünkohl unter die Kürbismischung heben.
- Bereiten Sie ein Backblech vor und besprühen Sie es mit Antihaft-Kochspray.
- Haufenweise Esslöffel Kürbismischung auf das Backblech fallen lassen.
- Etwa eine halbe Stunde backen.
- Nehmen Sie die Teigtaschen heraus, wenn sie fest und goldbraun werden.
- Servieren Sie diese köstlichen Frikadellen warm.

Rezepte für das Mittagessen

Zucchini und Süßkartoffelkrapfen

Ergibt 2 Portionen
Serviergröße: 2 Beignets

Zutaten:

- 1 Tasse Süßkartoffeln, geschält und zerkleinert
- 1 Tasse Zucchini, zerkleinert
- 1 Ei, leicht geschlagen

- ½ Teelöffel getrocknete Petersilie
- ¼ tsp. Kreuzkümmel
- 1 Esslöffel Kokosnussmehl
- ½ Teelöffel Knoblauchpulver
- Meersalz und frisch gemahlener Pfeffer nach Geschmack
- Öl zum Kochen

Kochanleitungen:

- Um perfekt gebräunte Beignets zu erhalten, wringen Sie die Flüssigkeit aus den zerkleinerten Zucchini aus und lassen Sie sie einige Zeit auf einem Papiertuch stehen, um die restlichen Säfte aufzusaugen.
- Die Zucchinischeiben mit der zerkleinerten Süßkartoffel und dem Ei vermischen. Sehr gut mischen.
- Mischen Sie das Kokosnussmehl und die Gewürze in einer separaten Schüssel. Geben Sie diese Mischung in die Zucchinischale.
- Öl in einer Antihaft-Pfanne bei mittlerer bis hoher Hitze erhitzen.
- Teilen Sie Ihre Zucchinimischung in vier gleiche Portionen und lassen Sie sie in die Pfanne fallen.
- Drücken Sie die Zucchinimischung mit dem Spatel leicht an, aber nicht mehr als einen halben Zoll.
- Die Portionen kochen, bis sie goldgelb knusprig werden. Wenn sie von einer Seite fertig sind, drehen Sie sie um.
- Legen Sie sie auf einem Papiertuch aus, damit sie zusätzliches Öl aufnehmen können.
- Warm servieren.

Aromatische Hähnchenbisse

Ergibt 3-4 Portionen
Portionsgröße: 6-7 Hähnchenbisse

Zutaten:

- 1 Pfund Huhn, ohne Haut und Knochen
- ¼ Tasse Wasser
- ½ Tasse Mandelmehl
- ½ Teelöffel Cayennepfeffer
- ½ Teelöffel Paprika
- 1 Teelöffel Knoblauchpulver
- ½ Teelöffel zerdrückter roter Pfeffer
- ½ Teelöffel Chilipulver
- ½ Teelöffel Meersalz
- 2 Teelöffel italienisches Gewürz

Kochanleitungen:

- Ofen auf 400ºF vorheizen.
- Bereiten Sie ein Backblech vor und beschichten Sie es mit Antihaft-Spray.
- Bereiten Sie die Mandelmehl- und Gewürzmischung in einer Schüssel vor.
- In einer separaten Schüssel Ei und Wasser zusammen verquirlen.
- Das Huhn in mundgerechte Stücke schneiden.
- Jedes Hühnerstück in die Eimischung einlegen und dann in die Gewürzmischung fallen lassen.
- Wiederholen Sie den Vorgang mit allen Hühnerstücken.
- Beginnen Sie damit, die gewürzten Hähnchenstücke auf das Backblech zu legen.

- Lassen Sie die Stücke eine Weile auf einer Seite kochen und drehen Sie sie dann um.
- Backen Sie alle Stücke etwa eine halbe Stunde lang oder bis sie knusprig und goldbraun werden.
- Servieren Sie die leckeren Hähnchenstücke sofort.

Avocadosalat mit Eiern

Ergibt 2 Portionen
Serviergröße: 5-6 Unzen

Zutaten:

- 1 Avocado, reif
- 2 Eier, hartgekocht
- 1 Tomate, klein
- Etwas Koriander
- 1 frische Zitrone, entsaftet
- Meersalz und Pfeffer zum Abschmecken

Kochanleitungen:

- Schneiden Sie die Avocado, die Eier, die Tomate und den Koriander in kleine Stücke.
- Mischen Sie sie in einer Schüssel und fügen Sie Zitronensaft, Salz und Pfeffer hinzu.
- Schütteln Sie sie gut durch, damit der Zitronensaft, das Salz und der Pfeffer richtig vermischt werden.
- Servieren Sie sie auf Salat oder Babyspinat.

Abendessen

Karibischer Lachs

Ergibt 4 Portionen
Serviergröße: 4-6 Unzen Lachs

Zutaten:
- 2 Pfund Lachsfilets
- 1 Knoblauchzehe, gehackt
- 1 Teelöffel Meersalz
- 1 Teelöffel Paprika
- ½ Teelöffel schwarzer Pfeffer
- ½ Teelöffel Oregano
- ½ Teelöffel Kreuzkümmel
- ½ Teelöffel Zwiebelpulver
- ½ Teelöffel Chilipulver
- ¼ Teelöffel Thymian
- Kokosnuss-Öl

Mango-Salsa
- 1 reife Mango, gewürfelt
- 1 Avocado, gewürfelt
- ¼ Tasse Tomaten, gewürfelt
- ¼ Tasse rote Zwiebel, gewürfelt
- ¼ Tasse Koriander, gewürfelt
- 1 Jalapeno, entkernt und gewürfelt
- ½ Limette, entsaftet
- Salz nach Geschmack

Kochanleitungen:

- Bereiten Sie zuerst die Salsa vor. Mischen Sie alle Zutaten in einer Schüssel und kühlen Sie diese bis zum Bedarf ab.
- Die Grillpfanne vorheizen.
- Alle Gewürze in einer Schüssel gut vermischen.
- Die Lachsfilets mit dem Kokosnussöl gut bestreichen, wobei darauf zu achten ist, dass alle Seiten beschichtet sind.
- Reiben Sie die Gewürzmischung richtig auf den Fisch.
- Legen Sie die Lachsfilets mit der Hautseite nach unten auf die Pfanne.
- Zugedeckt ca. 3 Minuten kochen lassen.
- Die Lachsfilets vorsichtig umdrehen und die Hitze auf ein Minimum reduzieren.
- Erneut zudecken und ca. 5 Minuten kochen lassen.
- Servieren Sie die Lachsfilets auf dem Bett aus grünem Salat mit der Mango-Salsa.

Chicken Street Tacos

Ergibt 4 Portionen
Serviergröße: 1 Becher

Zutaten:

- 1 Pfund Hühnerfleisch ohne Knochen
- 1 Kopf Buttersalat
- 1 Dose gewürfelte Tomaten
- 1 Zwiebel, gewürfelt
- 1 Tasse Oliven, gehackt
- Koriander, gehackt
- Scharfe Soße
- 2 Esslöffel Taco-Würze

Kochanleitungen:

- Legen Sie das Huhn in einen Topf.
- Geben Sie die Tomatenwürfel zusammen mit der Taco-Würze in den Topf.
- Decken Sie den Topf zu und kochen Sie ihn, bis er zart und vollständig gegart ist. Dies sollte etwa zwei Stunden dauern.
- Nehmen Sie das Hähnchen heraus. Zerkleinern Sie es und servieren Sie es in Salatwickeln. Mit Zwiebeln, Koriander, Oliven und scharfer Sauce nach Ihrem Geschmack belegen.

Kapitel 9: Früchte zur nachhaltigen Gewichtsabnahme

Gesundes Essen ist ausgewogener und enthält keine künstlichen Süßungsmittel, die ihm Geschmack verleihen, dies kann manchmal langweilig werden. Es ist jedoch sehr wichtig, dass Sie Ihr Essen immer interessant halten, sonst würde es schwierig werden, es lange beizubehalten. Früchte sind unter solchen Umständen eine große Erleichterung. Früchte verleihen dem Essen Geschmack und machen es interessant. Sie haben die Möglichkeit, Ihrer Ernährung viele Früchte hinzuzufügen, und Ihre Gewichtsabnahme wird nicht mehr fad und langweilig bleiben.

Einige der Früchte, die Ihr Essen interessant machen und Ihnen immense Vorteile beim Abnehmen bieten, sind:

Apfel

Wir haben den uralten Spruch "Ein Apfel am Tag hält den Arzt fern" gehört. Es hat eine gewisse Bedeutung, wenn es um die Gewichtsabnahme geht. Der Apfel ist eine Superfrucht mit vielen Vorteilen. Der größte Vorteil des Verzehrs dieser knackigen und köstlichen Frucht ist, dass sie viele Ballaststoffe enthält. Sie sind schmackhaft und es gibt Ihnen einen Grund mehr, sie zu essen. Daneben sind Äpfel auch voller Antioxidantien und Phytonährstoffe. Sie helfen Ihrem Körper, freie Radikale in Ihrem Körper zu bekämpfen. Kontrollierte Studien haben gezeigt, dass der Verzehr von Äpfeln im Vergleich zu anderen Vollkorngetreidesorten wie Hafer zu einem erheblichen Gewichtsverlust führen kann.

Banane

Die Banane ist eine nährstoffreiche Frucht. Diese kaliumreiche Frucht kann als Ihr Retter kommen, wenn Sie ein starkes Verlangen nach Süßigkeiten haben. Durch diese süße Frucht fühlen Sie sich satter, ohne den Nachteil, dass Sie mit leeren Kalorien belastet werden.

Sie können sie zwischen den Mahlzeiten essen, wann immer Sie den Drang verspüren, etwas zu naschen. Sie ist gesund und nahrhaft.

Heidelbeere

Blaubeeren sind reich an Wasser und Ballaststoffen und eine ausgezeichnete Wahl für ein Gewichtsabnahmeprogramm. Der hohe Wasser- und Ballaststoffgehalt in dieser Beere hilft, den Appetit zu senken und unterstützt Ihre Bemühungen zur Gewichtsabnahme. Sie ist reich an Antioxidantien und hilft bei der Bekämpfung der freien Radikale. Sie hilft also nicht nur beim Abnehmen, sondern bietet auch antioxidative Eigenschaften.

Pampelmuse

Diese säuerliche Frucht ist eine ausgezeichnete Wahl, wenn Sie Ihren Appetit gut bewältigen wollen. Sie ist voller Ballaststoffe und der Verzehr von Grapefruit in ihrer natürlichen Form hilft Ihnen, Ihren Hunger in Schach zu halten. Durch diese säuerliche Frucht erhalten Sie auch viel Wasser und Ballaststoffe.

Birne

Wenn die Kontrolle des Heißhungers und die Kontrolle des Appetits eine Herausforderung für Sie ist, dann können Sie mit der Birne auf Gold stoßen. Das ist eine ballaststoffreiche Frucht, die Ihnen hilft, Ihre Verdauung in Gang zu halten. Die Ballaststoffe in Birnen helfen Ihrem Körper, die Nährstoffe aus allen anderen

Nahrungsmitteln ziemlich gut zu verdauen. Außerdem hilft sie Ihnen, Ihr Verlangen zu kontrollieren.

Granatapfel-Kerne

Diese Frucht hat einen erstaunlichen gesundheitlichen Nutzen sowie Fähigkeiten zur Gewichtsabnahme. Zunächst einmal ist der Granatapfel mit Kalium belastet. Für ein gesundes Leben braucht man täglich viel Kalium. Der regelmäßige Verzehr von Granatapfel kann Ihnen dabei helfen, diese Bedürfnisse zu befriedigen. Der Granatapfel ist auch mit Antioxidantien gefüllt, die die Durchblutung verbessern und die schädlichen LDL-Spiegel (Low-Density-Lipoprotein) senken. Der größte Vorteil des Granatapfels bei der Gewichtsabnahme liegt in seiner Fähigkeit, Ihren Stoffwechsel anzukurbeln. Hohe Mengen an Polyphenolen und Antioxidantien tragen zu einem besseren Stoffwechsel bei, und Sie sind in der Lage, Kalorien effektiver zu verbrennen. Diese süße Frucht hilft auch bei der Regulierung Ihres Appetits. Sie müssen in Betracht ziehen, diese Frucht in Ihrem Ernährungsplan zu behalten.

Orange

Diese Zitrusfrucht ist eine der besten, wenn es um die Gewichtsabnahme geht. Wenn Sie Ihren Stoffwechsel in Schwung bringen wollen, ist der Verzehr von Orangen die beste Strategie. Orangen sind mit Thiamin, Vitamin C und Folat gefüllt. Sie regen Ihren Stoffwechsel an und erhöhen Ihre Fähigkeit, Kalorien zu verbrennen. Wenn Sie sich nach Essen sehnen oder wenn Sie den süßen und würzigen Geschmack lieben, dann sind Orangen auch gut für Sie geeignet.

Als ein Wort der Vorsicht sollten Sie die Früchte essen, anstatt sie als Saft zu trinken. Das Fruchtfleisch und die Ballaststoffe sind am hilfreichsten für Ihren Körper, also sollten Sie sie nicht verschwenden.

Kiwi

Es ist ein Superfood und hervorragend zur Gewichtsabnahme geeignet. Es ist voll mit unlöslichen Ballaststoffen, die Ihre Verdauung sehr unterstützen. Es enthält auch viele lösliche Ballaststoffe, die Ihnen ebenfalls helfen, sich länger satt zu fühlen. Diese würzige, süße Frucht ist voll von Nährstoffen.

Papaya

Die Papaya ist die perfekte Frucht zum Abnehmen, da sie ein Enzym namens Papain enthält, das Ihrem Verdauungssystem hilft. Sie ist außerdem mit Antioxidantien, Flavonoiden und Vitamin C gefüllt, die Ihrer Gesundheit große Vorteile bringen. Sie müssen dies bei Ihrer täglichen Obstzufuhr berücksichtigen.

Guave

Sie ist eine wichtige Frucht auch für diejenigen, die aufgrund von Diabetes keine süßen Früchte essen können. Die Guave hat einen niedrigen glykämischen Index, so dass auch Diabetiker sie essen können. Sie ist reich an Ballaststoffen und hilft Ihrer Verdauung sehr. Wenn Sie viel Verstopfung haben, ist die Guave die Antwort auf Ihre Probleme. Der Ballaststoffgehalt der Guave steigert Ihren Stoffwechsel und hilft bei der Gewichtsabnahme.

Kapitel 10: Fettverbrennung sicherstellen und Muskelverlust durch richtiges Essen verhindern

Wenn Sie Gewicht verlieren und langfristig halten wollen, dann müssen Sie mehr tun, als nur einige Anpassungen vorzunehmen. Eine nachhaltige Gewichtsabnahme erfordert eine gesunde Veränderung Ihres Lebensstils. Eine Gewichtsabnahme kann nur dann nachhaltig sein, wenn Sie diese Dinge als Teil Ihres Lebensstils befolgen. Schnelle Tricks funktionieren in diesem Bereich nicht. Die meisten der erforderlichen Änderungen des Lebensstils sind einfache gesunde Gewohnheiten. Sie würden weder viel Zeit noch Mühe erfordern. Sie müssen sie einfach nur aufmerksam befolgen. Sie werden sehen, dass das Abnehmen und Halten von Gewicht nie so einfach war.

Wichtige Dinge, die zu befolgen sind

Täglich ausreichende Mengen an Protein essen

Wenn Ihr Körper mit dem Katabolismus oder dem Prozess des Essens selbst zur Gewichtsreduktion beginnt, schneidet er einfach kein Fett ab, es kommt auch zu einem erheblichen Verlust an Muskelmasse. Das ist unvermeidlich, aber nicht gefährlich, wenn Sie bereit sind, die verlorenen Muskeln durch eine angemessene Proteinzufuhr zu ergänzen.

Sie müssen mindestens 56 Gramm Eiweiß für Männer und 46 Gramm Eiweiß für Frauen essen. Sie können leicht so viel Protein essen, ohne dass Sie sich auf irgendetwas konzentrieren müssen. Eine kleine Portion Fleisch von der Größe Ihrer Handfläche en-thält viel mehr Eiweiß als das.

Sie sollten sich auf den Verzehr von hochwertigem Eiweiß konzentrieren. Fisch, Eier, mageres Fleisch, Geflügel, Linsen, Tofu und Milchprodukte - sie alle haben das erforderliche Eiweiß. Wichtig ist, dass Sie die tägliche Dosis an Eiweiß nie verpassen.

Essen Sie viel und viel Obst und Gemüse

Obst und Gemüse sind Ihre besten Partner, wenn es um die Gewichtsabnahme geht. Sie sind kalorienarm und haben einen hohen Gehalt an Ballaststoffen, Mineralien, Vitaminen und Nährstoffen. Sie helfen Ihnen auch, Hunger und Heißhunger in Schach zu halten. Sie machen Sie satter und gesättigter, ohne Sie mit zusätzlichen Kalorien zu belasten.

Denken Sie daran, dass es bei einer gesunden Gewichtsabnahme nicht nur darum geht, Ihre Kalorienzufuhr zu reduzieren, sondern auch darum, sich gut und zufrieden zu fühlen. Wenn Sie viel Obst und Gemüse zu sich nehmen, werden Sie nie das Gefühl haben, dass Sie selbst hungern, weil Sie etwas Gewicht verloren haben. Dieses Gefühl der Zufriedenheit wird Ihnen beim Abnehmen viel mehr helfen als manche Kalorienentzugtechnik.

Reduzieren Sie Ihre Kohlenhydrataufnahme

Kohlenhydrate liefern Ihrem Körper auf einfache Weise Energie. Sie sind die Hauptenergiequelle für Ihr System. Eine hohe Aufnahme von Kohlenhydraten kann jedoch Ihre Bemühungen zur Gewichtsabnahme behindern. Hier sollte ein empfindliches Gleichgewicht eingehalten werden. Sie sollten den Verzehr von raffinierten Kohlenhydraten vermeiden und auf unraffinierte komplexe Kohlenhydrate wie Vollkorn umsteigen. Sie sind langsam verdaulich und senken das Risiko einer übermäßigen Kalorienzufuhr. Das vollständige Vermeiden von Kohlenhydraten kann schwierig sein, da die Auswahl an Nahrungsmitteln zu stark eingeschränkt wird. Vollkornvergasernahrung enthält auch einige wichtige Spurenelemente. Essen Sie also Kohlenhydrate in Maßen und halten Sie sich von raffinierten Kohlenhydraten fern.

Kardio-Übungen durchführen

Herzübungen sind die besten, wenn es darum geht, Kalorien zu verbrennen und die magere Muskelmasse zu erhalten.

Sie sollten mindestens 150 Minuten Herz-Kreislauf-Training pro Woche anstreben. Die Durchführung von Cardio bei mittlerer Intensität hilft bei der Erhöhung der Herzfrequenz und der Atmung. Überanstrengen Sie sich jedoch nicht.

Gehen oder Laufen, Radfahren, Schwimmen oder Tanzen sind gute Cardio-Übungen.

Krafttraining

Der beste Weg, um Muskelmasse zu erhalten und magere Muskelmasse aufzubauen, ist das Krafttraining.

Gewichtstraining oder Krafttraining sollte nur für 20-30 Minuten am Stück durchgeführt werden.

Sie sollten versuchen, bei jedem Training an jedem wichtigen Muskel zu arbeiten.

Aktivitäten wie Gewichtheben, isothermische Übungen, Yoga und Pilates sind gut für Sie.

Sie sollten das Krafttraining mit niedrigen Gewichten beginnen und dann das Gewicht mit jeder Wiederholung erhöhen. Der Beginn der Routine mit schweren Gewichten kann zu Verletzungen führen.

Üben Sie das Krafttraining mindestens im Abstand von einem Tag aus. Das gibt Ihren Muskeln Zeit, sich zu erholen.

Ausreichend schlafen

Schlaf ist sehr wichtig, wenn es um die Gewichtsabnahme geht. Schlafmangel kann zu Stress führen und Ihr Gewichtsverlust kann zum Stillstand kommen. Eine angemessene Schlafzeit gewährleistet auch die optimale Freisetzung von HGH, einem wichtigen Fettverbrennungshormon.

Schlafmangel wirkt sich negativ auf Ihre Gesundheit und Ihren Gewichtsverlust aus.

Wenn Sie einen gesunden Lebensstil und ein gesundes Ernährungsprogramm befolgen, können Sie sicherstellen, dass Sie gleichmäßig abnehmen und Ihr Gewicht halten. Es ist eine langfristige Maßnahme und stellt sicher, dass Sie nicht nur Gewicht verlieren, sondern auch glücklich und zufrieden bleiben. Wenn Sie einen gesunden Lebensstil verfolgen, werden Sie Gewicht verlieren und auch magere Muskelmasse gewinnen. Der Schwerpunkt Ihres Lebens sollte jedoch nicht nur auf der Gewichtsabnahme und dem Glücklichsein liegen. Versuchen Sie, auf jede erdenkliche Art und Weise Ihr Glück zu finden. Je glücklicher und zufriedener Sie bleiben, desto leichter wird es Ihnen fallen, abzunehmen und fit zu bleiben.

Schlussfolgerung

Danke, dass Sie bis zum Ende dieses Buches durchgehalten haben. Wir hoffen, dass es informativ war und Ihnen alle Hilfsmittel zur Verfügung stellen konnte, die Sie zur Erreichung Ihrer Gewichtsabnahmeziele benötigen.

Übergewicht ist ein Thema, aber es ist nicht etwas, das Sie nicht ohne Panik bewältigen können. Es wird schwierig sein, unter Stress und Belastung Gewicht zu reduzieren. Eine Gewichtsabnahme unter Diäten und strengen Ernährungsplänen bringt nicht die gewünschten Ergebnisse.

Dies sind die wichtigsten Dinge, die Sie verstehen müssen, bevor Sie Ihre Reise zur Gewichtsabnahme beginnen.

Der Kampf gegen das Essen ist nicht der richtige Weg, Gewicht zu verlieren. Dieses Buch hat versucht, diese sehr einfache Tatsache zu erklären. Wenn Sie effektiv abnehmen und Ihr Gewicht über einen längeren Zeitraum halten wollen, dann kann dies nur durch die richtige Wahl der Nahrungsmittel geschehen. Gewichtsabnahme ist ein umfassender Prozess. Sie müssen Ihre Handlungen zusammenführen. Eine nachhaltige Gewichtsabnahme erfordert eine positive Änderung der Lebensweise und der Essgewohnheiten.

Dieses Buch hat versucht zu zeigen, dass dies nicht schwierig ist. Sie können Ihre Lebensmittelauswahl leicht positiv verändern, und das wird sich stark auf Ihr Gewicht auswirken.

Die Auswahl der richtigen Art von Lebensmitteln ist wichtiger als eine übermäßige Vorsicht bei der Anzahl der Kalorien, die man zu sich nimmt. Kalorienreduzierte Diäten können keine langfristigen

Auswirkungen auf Ihr Gewicht haben. Wenn Sie Ihr Gewicht reduzieren wollen, müssen Sie lernen, die Eigenschaften der Lebensmittel, die Sie essen, zu verstehen und zu akzeptieren.

Dieses Buch wirft ein Licht auf die gesunden Lebensmittel, die in eine Diät zur Gewichtsreduktion aufgenommen werden sollten. Es erklärt auch, wie sich die richtigen Lebensmittel auf Ihr Übergewicht auswirken können.

Die meisten Menschen haben den Kampf um den Gewichtsverlust an der falschen Front geführt. Sie haben viel Zeit damit verbracht, Kalorien und Fett zu zählen, während der wahre Übeltäter verarbeitete Lebensmittel und raffinierter Zucker waren. Dieses Buch erklärt, auf welche Weise raffinierter Zucker Ihr Gewicht erhöht und Ihre Pläne zur Gewichtsabnahme zum Scheitern bringt. Wenn Sie gegen die Gewichtsprobleme gewinnen wollen, dann sollten Sie die leeren Kalorien beobachten, die Sie durch sie in Ihr System abladen.

Das Hauptziel dieses Buches ist es, Ihnen die wahre Ursache des Problems der Fettleibigkeit und die Möglichkeiten, ihr zu begegnen, bewusst zu machen.

Sie können Ihre Gewichtsabnahmeziele sehr gut erreichen, wenn Sie sich gesund ernähren und so naturnah wie möglich bleiben. Je mehr Sie die Natur in Ihre Nahrung einbeziehen, desto besser wäre Ihre Gewichtskontrolle. Letztlich müssen Sie daran denken, dass Sie nicht gewinnen können, wenn Sie gegen Ihren Körper handeln. Verhungern ist nicht der richtige Weg, um gesund zu werden. Wenn Sie wirklich fit werden wollen, dann müssen Sie wieder zu einer gesunden Ernährung zurückkehren, und der Rest würde sich von selbst regeln.